Aspectos Éticos e Legais da Prática Odontológica

Código de Ética Odontológica
COMENTADO

Aspectos Éticos e Legais da Prática Odontológica

Comentários de profissionais de áreas distintas
Direito e Odontologia

Código de Ética Odontológica

Resoluções CFO 42/2003 e 71/2006
Comentado

Ruy Barbosa dos Santos
Fábio Ciuffi

gen Grupo Editorial Nacional | Santos Editora

Título:	Aspectos Éticos e Legais da Prática Odontológica – Código de Ética Odontológica Comentado
Autores:	Ruy Barbosa dos Santos Fábio Ciuffi
Revisão:	Vera Lucia Quintanilha
Diagramação:	Bruno Sales da Silva
Capa:	Gilberto R. Salomão

ISBN: 978-85-7288-792-2

Grupo Editorial Nacional

Santos Editora

Rua Dona Brígida, 701 | Vila Mariana
Tel.: 11 5080-0770 | Fax: 11 5080-0789
04111-081 | São Paulo | SP
www.grupogen.com.br

Os Autores

Ruy Barbosa dos Santos

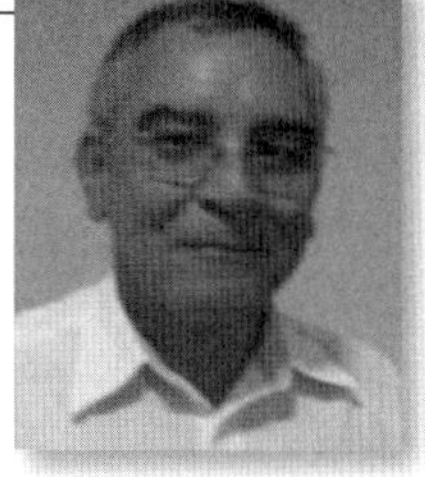

Cirurgião-dentista. Foi secretário, presidente do Diretório e membro Discente na Congregação da Faculdade de Odontologia de Araçatuba. Graduou-se em 1978. Exerce desde então a clínica odontológica e presta consultoria, na área de organização de serviços de saúde, a empresas públicas e privadas. Tem ministrado palestras sobre ética odontológica a estudantes e profissionais, tendo participado da capacitação dos membros das Comissões de Ética e Fiscalização do CRO/PR de 2004 a 2008. Ex-presidente da Subcomissão de Fiscalização (2004 a 2006), membro da Comissão de Fiscalização (2006 a 2008) e presidente da Comissão Pró-Valorização Profissional (2007 a 2008). Colaborador voluntário do "Concurso A Saúde Bucal", realizado pelo CRO/SP em parceria com a Secretaria da Educação de São Paulo e Unesco, de outubro a dezembro de 2004 e 2005, orientando os alunos da E. E. Bairro Rio Vermelho, na zona rural de Barra do Turvo, SP, no Vale do Ribeira. Sobre sua motivação para escrever este livro diz: "Espero que as pessoas que lerem este livro, profissionais da área ou não, passem a ver o Código de Ética Odontológica como um instrumento concebido para a defesa da Sociedade e dos Profissionais, e que uma das principais consequências de sua observância é a valorização desta nobre profissão". Ruy Barbosa dos Santos é paulista de Araçatuba e vive em Curitiba, Paraná.

Fábio Ciuffi

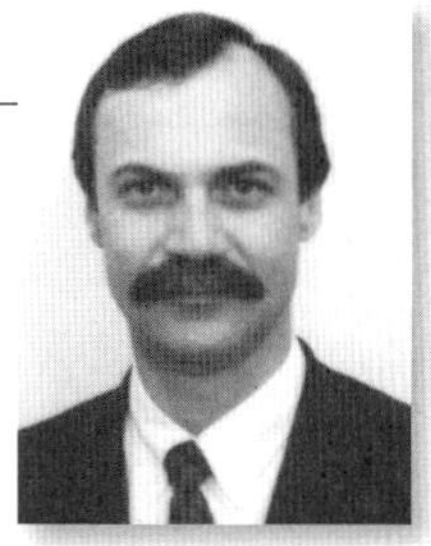

Advogado formado pela Pontifícia Universidade Católica do Paraná, em 1977, especialista em Direito Tributário pelo Instituto Brasileiro de Estudos Jurídicos, com habilitação ao magistério superior, formado em Administração Empresarial Avançada pelo Instituto Superior de Administração e Informática, em 1990 e, em 1992, concluiu o curso de Engenharia Econômica pela Faculdade de Ciências e Informática – SPEI. Possui cursos de especialização nas diversas áreas de Direito. Editou o livro *Empréstimo Compulsório, Natureza jurídica no Sistema Tributário Nacional* e diversos pareceres, destacando-se "A validade das apólices do início do século"; "IPI, um tributo não cumulativo ainda que na formação do produto os insumos sejam imunes, incentivados ou a alíquota zero"; "Empresário ou delinquente tributário"; "Quebra do sigilo bancário intimidade ou intimidação"; "O confisco do fisco", entre outros. É membro da Academia Brasileira de Direito Tributário e do Instituto de Direito Tributário do Paraná, membro do Tribunal Especial de Ética da OAB Paraná e componente da 4ª Turma do Tribunal de Ética da OAB Paraná.

Agradecimentos

Agradeço à Aline, minha adorada esposa, por seu apoio e incentivo caloroso à realização deste trabalho e pela indispensável colaboração no trabalho de revisão. Também ao Ricardo e Juliana, queridos filhos, Leni e Marcos, mais que nora e genro, pois nunca pouparam palavras de incentivo, que me ajudaram a levar a tarefa até o fim.

Duas pessoas, entre tantas, merecem destaque: minha agente editorial, Marli C. Andrade, por seu decisivo empenho na fase de apresentação e avaliação da obra, e meu parceiro, Dr. Fábio Ciuffi, que dado seu entusiasmo pelo projeto, e apesar da falta absoluta de espaço em sua agenda, desdobrou-se garantindo sua valiosa participação.

Ruy Barbosa dos Santos

Dedicatória

Aos meus colegas que, sem mais pretender que a valorização da classe, compõem as Comissões de Fiscalização e de Ética do Conselho Regional de Odontologia do Paraná e, com todo o carinho, aos funcionários desses setores, pela dedicação e competência com que realizam esse trabalho complexo, difícil e fundamental.

À Júlia e Luísa, queridas netas, cuja pureza me faz crer possível um mundo ético e mais justo.

Aos mestres que me iniciaram nas artes das Ciências Odontológicas, personificada no Prof. José Pedro Soto Ayres, que então me apresentou, com muita propriedade, ao que viria a ser o amigo comum: o Código de Ética Odontológica.

Ruy Barbosa dos Santos

A vida vivida com alegria é sempre a melhor resposta. Olhar para os que lhe causaram dor é atribuir-lhes uma grandeza inexistente.

De minha parte, à memória de minha mãe e à Amanda, minha neta, pela continuidade da vida.

Fábio Ciuffi

Prefácio

É com grande honra que realizo o prefácio de um livro que aborda com grande competência e riqueza os aspectos éticos e legais da Odontologia.

O livro é amplo em sua abordagem e envolve todos os aspectos da ética odontológica, sendo que os autores tiveram todo cuidado e zelo no sentido de oferecer à classe odontológica esclarecimentos fundamentais quanto à interpretação das normas éticas e correlação com as demais legislações pertinentes à Odontologia e ao mundo jurídico.

Tivemos o privilégio de conhecer o Dr. Fábio Ciuffi em diversas reuniões patrocinadas pelo Conselho Regional de Odontologia do Paraná e em outras que contaram com a presença dos representantes jurídicos dos Conselhos Regionais de Odontologia.

Pelo currículo do Dr. Fábio, podemos verificar sua incomensurável capacidade jurídica, bem como sua dedicação e doação, não só ao Conselho Regional de Odontologia do Paraná como à Odontologia e também à ética de sua profissão de advogado, atuando como membro do Tribunal Especial de Ética da OAB Paraná e componente da 4ª Turma do mesmo Tribunal.

Seus conhecimentos, vivência e experiência no assunto vêm enriquecer nossa literatura ética odontológica através do presente *Código de Ética Odontológica Comentado*, que servirá de suporte fundamental aos cirurgiões-dentistas e demais profissionais e entidades que exerçam atividades no âmbito da Odontologia, na certeza da educação, orientação e conscientização dos preceitos éticos para a construção de uma Odontologia que se exerce em benefício do ser humano e da coletividade.

É seu coautor o cirurgião-dentista Dr. Ruy Barbosa dos Santos, graduado pela Faculdade de Odontologia de Araçatuba (Unesp), onde obteve sempre destaque, desde o início de sua carreira, como Secretário e Presidente do Diretório Acadêmico e membro discente da Congregação da Faculdade, o que comprova seu compromisso ético profissional.

Toda sua vida sempre foi voltada à defesa da classe e moralização da Odontologia, atuando, ainda, como consultor, palestrante, colaborador e membro das Comissões de Ética, Fiscalização e Pró-Valorização Profissional do CRO/PR.

O trabalho realizado pelos autores é de fácil leitura e entendimento, contribuindo para aplicação uniforme do Código de Ética Odontológica em todo território nacional e salvaguardando a harmonia profissional, a moralidade, decência e respeitabilidade de profissão tão digna como a Odontologia.

Dr. Emil Adib Razuk
Presidente do CROSP
Conselho Regional de Odontologia de São Paulo

Sumário

CAPÍTULO UM

INTRODUÇÃO

1. O DIREITO E A ORGANIZAÇÃO SOCIAL

CERTAMENTE JÁ lhe ocorreu poder-se afirmar ser impossível o convívio em sociedade sem a submissão a um regramento jurídico. Tal sujeição passa, necessariamente, pela regra do binômio: direitos e obrigações.

Isso, justamente, porque vivendo em sociedade é que a pessoa humana poderá suprir suas necessidades e, portanto, será preciso que a sociedade seja organizada de tal modo que sirva, efetivamente, para esse fim. E não será suficiente que a vida social simplesmente possibilite a realização de algumas poucas necessidades do indivíduo, ou ainda que tal organização realize a plena satisfação de somente algumas poucas pessoas.

A sociedade, quando organizada com plena justiça, torna equânimes os benefícios e os encargos entre todos.

Para que essa repartição se faça com justiça é preciso que todos procurem conhecer seus direitos e exijam que eles sejam respeitados, como também devem conhecer e cumprir seus deveres e suas responsabilidades sociais.

Frente a tais ponderações, pudemos observar que as relações sociais são oriundas da interação de reciprocidade entre os homens e destes com o seu meio.

Avançar em tal conceito é, sobretudo, ir além, determinando o exato momento em que a norma social, representada pelos usos e costumes, se torna jurídica, partindo do conhecimento de que a lei positiva e a função jurisdicional nas sociedades humanas, bem como a função legislativa, existem todas em função da vida em sociedade e do bem-estar das pessoas.

Contados daí, temos uma clara ideia de que o direito nasce do acúmulo de valores individuais, ou seja, do grupo social que se forma no senso da solidariedade e, por isso, posteriormente nascem normas que correspondem aos valores e às necessidades sociais antecedentes, a regular as relações desse mesmo grupo.

Podemos então avançar um pouco mais, e falamos em Estado Democrático de Direito e estamos imergindo em um Estado de participação ampla, a ponto de fornecer ao indivíduo mecanismos de defesa, de preservação de direitos, de respeito às garantias e liberdades, passíveis de serem invocados até mesmo contra o próprio Estado. E, de tal forma, a sociedade é, pois, um sistema único que integraliza as relações humanas, dirigido à satisfação de suas necessidades, sob regras de Direito que equilibram as relações e harmonizam o meio social em que vivem. Eis, então, a necessária razão da existência de mecanismos como o Código de Ética Odontológica a preservar tal organização no meio das relações entre os profissionais e, entre estes e a sociedade.

2. Valores Histórico-culturais

Na cerimônia de colação de grau, os cirurgiões-dentistas repetem, perante a sociedade representada pelas autoridades presentes, seus pais, amigos e colegas, os juramentos de Hipócrates e da Organização Mundial da Saúde.

Tais valores culturais ensejam a noção efetiva da responsabilidade, aquela que nasce do dever correspondente ao grau de comprometimento e envolvimento com a regra social, com os princípios da organização e decorrentes da sujeição à normatização legal.

E é nessa epopeia evolutiva que acreditamos que os ensaios e conquistas alcançados pela novel engenharia genética, nas suas diversas áreas de pesquisas, alinhem, cada vez mais, os profissionais da Odontologia na trilha da conduta ética para que se contemple entre os profissionais uma relação harmoniosa, e um futuro admirável e respeitoso na relação com a sociedade.

3. Os Juramentos – Compromisso "Dever" Social

Juramento de Hipócrates 460 a.C.

Prometo que, ao exercer a Odontologia, mostrar-me-ei sempre fiel aos preceitos da honestidade, da caridade e da ciência; nunca me servirei da profissão para corromper os costumes ou favorecer o crime.

Se eu cumprir este juramento com fidelidade, goze eu para sempre, a minha vida e a minha arte, de boa reputação entre os homens.

JURAMENTO DA ORGANIZAÇÃO MUNDIAL DA SAÚDE

No momento em que sou admitido como cirurgião-dentista, juro:

- consagrar minha vida a serviço da humanidade;
- ter para com os meus mestres respeito e gratidão;
- exercer a minha profissão com dignidade e consciência;
- ter a saúde do meu paciente como a minha maior preocupação;
- respeitar os segredos que me forem confiados;
- manter por todos os meios ao meu alcance a honra e as nobres tradições da Odontologia;
- considerar meus colegas como irmãos;
- jamais permitir que preconceitos de religião, nacionalidade, raça, credo político ou situação social se interponham entre meus deveres e meu paciente;
- conservar o máximo de respeito pela vida humana;
- nunca utilizar meus conhecimentos contra a lei dos homens.

Faço este juramento para honra minha, solene e livremente.

A solenidade desses juramentos dá-se pelo verdadeiro comprometimento a que são remetidos, pois não se trata de mero rito protocolar para dar pompa à ocasião. Devem se constituir na bússola que orienta os cirurgiões-dentistas e demais profissionais da Odontologia ao longo de suas carreiras profissionais.

E com esse espírito, que também tem inspirado os representantes nos Conselhos Federal e Regionais de Odontologia, surge o propósito de desenvolver este trabalho que visa, antes de tudo, facilitar a leitura e o entendimento do Código de Ética Odontológica, instrumento indispensável para a harmonia entre os profissionais da Odontologia – cirurgiões-dentistas, técnicos em prótese dentária, técnicos em saúde bucal, auxiliares em consultório dentário e auxiliares de prótese dentária – e entre estes e a sociedade a que buscam servir, considerando-se todos os interesses pessoais e coletivos envolvidos, o estágio atual das relações sociais, bem como sua inter-relação com o arcabouço jurídico, que constituem as normativas estabelecidas pelo conjunto dos cidadãos para reger o grande concerto social.

Espera-se, com este trabalho, contribuir para o engrandecimento dessas nobres profissões que têm, dia a dia, superado as adversidades na busca da melhoria do estado de saúde de nossos concidadãos.

DOIS

CAPÍTULO

BREVE CRONOLOGIA DA REGULAMENTAÇÃO DA ODONTOLOGIA NO BRASIL

ACREDITAMOS QUE as primeiras "caravelas portuguesas" que, oficialmente em 1500, lançaram âncoras no litoral brasileiro, certamente contavam com algum profissional que se encarregava dos cuidados com os agravos à saúde dental de seus tripulantes. Logicamente algum tipo de regulamentação para essa prática já estivesse em vigor. No entanto, vamos relatar a regulamentação da Odontologia no Brasil a partir do primeiro documento, que se tem notícia, estabelecendo suas normas para a prática.

1 – CARTA RÉGIA DE SUA MAJESTADE O REI DE PORTUGAL

Ano de 1631

Estabelece que para exercer o "ofício de barbeiro", realizando sangrias, tratamento e extração de dentes e alguns outros procedimentos que estes profissionais realizavam, o indivíduo deveria submeter-se a uma banca examinadora constituída por um Cirurgião-mor, vindo de Portugal, e de dois Barbeiros da colônia brasileira.[9]

2 – ALTERAÇÃO NO REGIMENTO DO OFÍCIO DE CIRURGIÃO-MOR

No ano de 1743 foi alterada a composição da banca examinadora passando a ser constituída por um Cirurgião-mor, um suplente e dois barbeiros.[9]

3 – Chegada da família real ao Brasil

Por ocasião da chegada da família real portuguesa ao Brasil, foram criadas, em 1808, a Escola de Cirurgião no Hospital São José, na Bahia, e a Escola Anatômica e Médica no Hospital Militar e da Marinha, no Rio de Janeiro.

Registra a história que a primeira carta específica de dentista foi expedida em 15 de Fevereiro de 1811 em nome de Pedro Martins de Moura, que era português aqui radicado, autorizando-o a tirar dentes. Logo em junho do mesmo ano, recebeu a carta de autorização o primeiro brasileiro, Sebastião Fernandes de Oliveira, natural da Vila de Vitória, Espírito Santo.

O primeiro "verdadeiro dentista" a chegar ao Brasil foi Eugênio Frederico Guertin, diplomado pela Faculdade de Medicina de Paris, exercia a Odontologia na Casa Imperial. Sua carta de autorização foi expedida em 3 de março de 1820.[40]

A primeira publicação que se tem notícia registrada é a de um pequeno livro intitulado *Avisos Tendentes à Conservação dos Dentes e sua Substituição*, Rio de Janeiro, 1828, e de autoria de Eugênio Frederico Guertin.[41]

4 – Criação das faculdades de medicina da Bahia e do Rio de Janeiro

No ano de 1854, a reformulação estatutária da Faculdade de Medicina do Rio de Janeiro, incluiu a realização de "exames dos dentistas e sangradores aos que desejassem se habilitar ao exercício da profissão", o que veio a ser regulamentado através do Decreto nº 1764, de 14 de maio de 1856.

Outra grande reforma do ensino, explicitada pelo Decreto nº 7247, de 19 de abril de 1879, definia que "a cada uma das faculdades de Medicina ficam anexos uma Escola de Farmácia, um curso de Obstetrícia e outro de Cirurgia Dentária". Nascia então um curso para os que quisessem se dedicar à "Arte Dentária".

No ano de 1879, a 4 de julho, a Decisão do Império nº 10 estabelecia que aos aprovados no curso de Cirurgia Dentária seria atribuído o título de Cirurgião-dentista. Concomitante ao período relatado havia, ainda, o privilégio do título de "Cirurgião-dentista da Casa Imperial", título este outorgado aos nascidos em famílias da alta casta, como concessão outorgada pelo imperador, geralmente concedida a formados no exterior.

Em consulta aos "Livros da Mordomia Mór da Casa Imperial", entre 1840 e 1889, constata-se o registro de 32 profissionais com tal benesse outorgada por D. Pedro II. Eram eles três da capital paulista, um de Guaratinguetá, um de Santos e os demais do Rio de Janeiro.

5 – CRIAÇÃO DOS CURSOS DE ODONTOLOGIA DA BAHIA E DO RIO DE JANEIRO, INDEPENDENTES DAS ESCOLAS DE MEDICINA

O ensino de Odontologia foi oficialmente instituído no Brasil em 25 de outubro de 1884, pelo Decreto nº 9311 do Governo Imperial, graças ao visconde de Saboia, diretor da Faculdade de Medicina do Rio de Janeiro.

Contudo, o curso de Odontologia recebeu melhores condições somente em 1919, por decreto promulgado pelo presidente Epitácio Pessoa, em 29 de novembro daquele ano, quando então o curso oferecido pela Faculdade de Medicina do Rio de Janeiro se converteria em Faculdade de Odontologia, com um currículo de quatro anos de duração. No entanto, a reforma estabelecida no referido decreto não foi executada imediatamente e, apenas em 1925, o curso de Odontologia se transformou na Faculdade de Odontologia do Rio de Janeiro, mantida em edifício anexo à Faculdade de Medicina e oferecendo um curso com duração de três anos. Em 1947, o curso de Odontologia passou a ter grade curricular de quatro anos e sua primeira turma foi formada em 1951.

Permita-nos registrar que a cidade de São Paulo, no ano de 1899, precisamente no dia 11 de fevereiro, inaugurou, como entidade particular, a Escola Livre de Farmácia e Odontologia, que mais tarde acolheria a Faculdade de Medicina. Logo após sua fundação, passou a ministrar, também, cursos de Obstetrícia, alterando-se sua designação para Escola de Farmácia, Odontologia e Obstetrícia. Em 1932 passou para a rede estadual de ensino.

6 – DECRETO Nº 20.931 – DE 11 DE JANEIRO DE 1932

Regula e fiscaliza o exercício da medicina, da odontologia, da medicina veterinária e das profissões de farmacêutico, parteira e enfermeira, no Brasil, e estabelece penas para exercício ilegal.[3]

7 – DECRETO Nº 21.073 – DE 22 DE FEVEREIRO DE 1932

Regula o exercício da Odontologia pelos dentistas práticos no Distrito Federal.

O Chefe do Governo Provisório da República dos Estados Unidos do Brasil, usando das atribuições que lhe confere o art. 1º do Decreto nº 19.398, de 11 de novembro de 1930, resolve:

Art. 1º Somente poderão exercer a profissão de dentistas práticos, no Distrito Federal, aqueles que, tendo trabalhado cinco anos, no mínimo, em arte dentária, nesta Capital, forem aprovados nos exames de habilitação e obtiverem a necessária licença do Departamento Nacional de Saúde Pública.

8 – Lei nº 1.314 – de 17 de janeiro de 1951

Regulamenta o exercício profissional dos Cirurgiões-Dentistas.

O Presidente da República:

Faço saber que o Congresso Nacional decreta e eu sanciono a seguinte Lei:

Art. 1º. O exercício da profissão de odontologista, no território nacional, só será permitido aos que se acharem habilitados por título obtido em Escola de Odontologia, oficial ou legalmente reconhecida, devidamente registrado na Diretoria do Ensino Superior e anotado, sucessivamente, no Serviço Nacional da Fiscalização da Medicina e na repartição sanitária estadual competente.

9 – (1º) Código de Ética Odontológica 1957

O primeiro adotado pela categoria odontológica, no Brasil, foi anterior à criação dos conselhos federal e regionais de Odontologia. Foi aprovado em Fortaleza – Ceará, em 1957, pela União Odontológica Brasileira, antecessora da Associação Brasileira de Odontologia, no VI Congresso Brasileiro de Odontologia, ocorrido na capital cearense, de 27 de janeiro a 2 de fevereiro daquele ano.

Em face da inexistência de um órgão autorizado a exercer a fiscalização da atuação dos profissionais da área odontológica, esse código constituía, na realidade, um acordo de cavalheiros, como bem observou José Dílson Vasconcelos de Menezes, fundador da Academia Cearense de Odontologia em trabalho publicado no *Jornal do Conselho Federal de Odontologia*, Ano VI, nº 25, outubro/98.[7]

10 – Lei nº 4.324, de 14 de abril de 1964

Institui o Conselho Federal e os Conselhos Regionais de Odontologia que têm por finalidade a supervisão da ética profissional em toda a República, cabendo-lhes zelar e trabalhar pelo perfeito desempenho ético da odontologia e pelo prestígio e bom conceito da profissão e dos que a exercem legalmente.

Estabelece o artigo 4º, alínea "d", que o Conselho Federal de Odontologia deveria *"votar e alterar o Código de Deontologia Odontológica, ouvidos os Conselhos Regionais"*.

11 – Lei nº 5.081, de 24 de agosto de 1966

Regula o exercício da Odontologia no território brasileiro.

12 – (2º) Código de Ética Odontológica 1971

Primeira versão aprovada pelo CFO;
Resolução CFO nº 59/71 de 14 de abril de 1971.

Oficializou o texto norteador das ações dos cirurgiões-dentistas e, em decorrência do diploma legal que instituiu os conselhos de odontologia, aqueles que legalmente exerciam a profissão estavam sujeitos às regras nele codificadas.

Essa resolução permaneceu em vigor por cinco anos.[7]

13 – (3º) Código de Ética Odontológica 1976

Resolução CFO nº 95/76 de 26 de junho de 1976.

O segundo Código de Ética Odontológica (3º da classe) aprovado pelo CFO teve uma vida efêmera. Cinco meses depois foi revogado e substituído por nova resolução do CFO (novembro de 1976).[7]

14 – (4º) Código de Ética Odontológica 1976

Terceira versão aprovada pelo CFO.

Resolução CFO nº 102/76 de novembro de 1976.

Esse novo Código, com 33 artigos, vigorou por sete anos, até 31 de dezembro de 1983.[7]

15 – (5º) Código de Ética Odontológica 1984

Quarta versão aprovada pelo CFO.

Resolução CFO nº 151/83 de 16 de julho de 1983.

Essa versão do Código de Ética da Classe ficou em vigência por oito anos, de 1º de janeiro de 1984 até 31 de dezembro de 1991.[7]

16 – (6º) Código de Ética Odontológica 1992

Resolução CFO nº 179/91 de 19 de dezembro de 1991.

O Conselho Federal de Odontologia promoveu em Vitória – Espírito Santo, de 21 a 23 de junho de 1991, a I Conferência Nacional de Ética Odontológica,[7] onde foi aprovado o texto desse Código de Ética, em 19 de dezembro, pela resolução supracitada, tendo entrado em vigor em 1º de janeiro de 1992 e permanecido, com a alteração que enumeraremos a seguir, até maio de 2003.

Foi essa versão, a quinta do CFO, que permaneceu em vigência por mais tempo até hoje, onze anos e quatro meses.

17 - Resolução CFO-01/1998

de 5 de junho de 1998.

Essa resolução alterou a Resolução CFO 179/91, introduzindo uma importante alteração em seu Capítulo XIII - Da Comunicação.[10]

18 - (7º) Código de Ética Odontológica - Resolução CFO - 42

de 20 de maio de 2003.

Essa resolução foi aprovada pelo Plenário do CFO em reunião realizada no dia 16 de maio de 2003, tendo seu texto sido baseado no relatório final da III Conferência Nacional de Ética Odontológica - III Coneo, realizada em Florianópolis, SC, pelos Conselho Federal e Conselhos Regionais, em 14 de dezembro de 2002.[11]

19 - Resolução CFO - 71/2006

de 06 de junho de 2006.[12]

Essa Resolução, aprovada na CCIX Reunião Ordinária, de 25 de maio de 2006, que referendou as decisões da CCVII Reunião Ordinária do Plenário do Conselho Federal de Odontologia - assembleia conjunta com os Conselhos Regionais de Odontologia, em Recife, nos dias 6 e 7 de abril de 2006, introduziu preceitos e definições da maior relevância, no Capítulo XIV - Da Comunicação, da versão atual do Código de Ética Odontológica, aprovado pela Resolução CFO - 42, de 20 de maio de 2003, tendo este capítulo recebido, além de nova redação na maioria de seus itens, mais 1 parágrafo e 5 incisos, ficando mais abrangente que a versão anterior.

A decisão aprovada tem a ambição de contemplar uma reivindicação antiga dos clínicos gerais, sem desrespeitar o diferencial conquistado por quem cursou uma especialização.[13]

Encerramos esse breve histórico da Odontologia e de sua legislação com as palavras do dr. Marcos Santana-CD, Secretário Geral do CFO, que presidiu a Comissão de Sistematização das propostas do "Fórum Nacional de Discussão do Capítulo de Propaganda e Publicidade do Código de Ética Odontológica", realizado no CRO-PE, nos dias 6 e 7 de abril de 2006:

Foi uma decisão sábia, pois o cirurgião-dentista informa a verdade sem induzir o consumidor ao engano. (Marcos Luis Macedo de Santana, Secretário do CFO).[13]

TRÊS

CAPÍTULO

CÓDIGO DE ÉTICA ODONTOLÓGICA

A CARTA CONSTITUCIONAL de 1988 dedicou ao livre exercício das profissões, como norma de eficácia contida, a possibilidade de leis específicas que, dedicadas a cada uma das áreas, determina a qualificação do seu exercício, ou seja, a formação acadêmica e a recomendação do registro do título de formação junto aos conselhos respectivos. Também assim, esses órgãos de fiscalização profissional, atendendo à competência delegada pela União em texto constitucional, dedicamse a fiscalizar o exercício das profissões, como recomenda o art. 21, inciso XXIV, e art. 22, inciso XVI "3", com legal e inegável autoridade, para, na área ética, executar a polícia administrativa da profissão, conferindo-lhes o direito "encargo" de estabelecer as condições necessárias à prática profissional dentro de sua área específica de atuação.

1. Código de Ética – Resolução Instituidora

Resolução CFO-42/2003

Revoga o Código de Ética Odontológica aprovado pela Resolução CFO-179/91 e aprova outro em substituição.

O presidente do Conselho Federal de Odontologia, no exercício de suas atribuições regimentais, cumprindo deliberação do Plenário, em reunião realizada no dia 16 de maio de 2003, considerando o Relatório Final da III Conferência Nacional de Ética Odontológica - III CONEO, realizada em Florianópolis (SC), pelo Conselho Federal e Conselhos Regionais de Odontologia, em 14 de dezembro de 2002,

Resolve:

Art. 1º. Fica revogado o Código de Ética Odontológica, aprovado pela Resolução CFO-179, de 19 de dezembro de 1991.

Art. 2º. Fica aprovado o Código de Ética Odontológica, que com esta se publica.

Art. 3º. Esta Resolução entrará em vigor na data de sua publicação na Imprensa Oficial.

Rio de Janeiro, 20 de maio de 2003.

Marcos Luis Macedo de Santana, CD
SECRETÁRIO-GERAL

Miguel Álvaro Santiago Nobre, CD
PRESIDENTE

2. DEFINIÇÃO E CONCEITO – PARTE INTRODUTÓRIA ARTIGOS 1º E 2º

CAPÍTULO I
DISPOSIÇÕES PRELIMINARES

Art. 1º. O Código de Ética Odontológica regula os direitos e deveres dos profissionais, das entidades e das operadoras de planos de saúde, com inscrição nos Conselhos de Odontologia, segundo suas atribuições específicas.

São os conselhos e as ordens profissionais incumbidos por lei da fiscalização das profissões, tarefa privativa da União, nos exatos termos do art. 21, XXIV, da Constituição Federal. E toda a tarefa de fiscalização atribuída ao Estado constitui atividade de polícia, praticada com base no poder de polícia da Administração Pública, que não pode ser delegado a particulares, em razão da coercibilidade e autoexecutoriedade que lhe são pertinentes

O Código de Ética Odontológica estabelece aos que atuam nessa área, DIREITOS, DEVERES, VEDAÇÕES E PENALIDADES.

Na verdade, é uma síntese da legislação específica (Lei nº 4324/64, Lei nº 5081/66 etc.) e geral (Constituição Brasileira, Código de Defesa do Consumidor, Código Civil, etc.), que visa resumir, em um só diploma, todas essas normas, a fim de facilitar seu entendimento e aplicação.

Parágrafo único. As normas éticas deste Código devem ser seguidas pelos cirurgiões-dentistas, pelos profissionais de outras categorias auxiliares reconhecidas pelo CFO, independentemente da função ou cargo que ocupem, bem como pelas pessoas jurídicas.

Desde logo o princípio básico decorrente da aplicação do presente Código de Ética Odontológica subordina sua aplicação, de forma direta, a todos os obrigados a "Inscrição", nos Conselhos Regionais de Odontologia e "registro" no Conselho Federal de Odontologia, sejam profissionais, clínicas ou empresas que produzam ou comercializem produtos de uso odontológico.

Muitas empresas que exercem atividades previstas pela Lei nº 4.324/64, de forma direta – prestação de serviços em clínica odontológica –, ou indireta – operadoras de planos de convênios, de cartões de descontos, etc. –, consideram-se isentas da obrigação de estarem "registradas no conselho federal" e "inscritas nos conselhos regionais".

Consequentemente poder-se-ia imaginar fora do alcance dos conselhos regionais os que exercessem atividades previstas pela Lei nº 4.324/64, uma vez que não dispusessem de inscrições. Ledo engano, tem a autarquia federal o dever, aqui entenda-se "obrigação", de fiscalizar o exercício profissional e, sempre que constate irregular ou ilegal exercício da odontologia, deverá interagir com o auxilio dos órgãos repressivos e Ministérios Públicos Federal e Estadual, inibindo todo o ato ilícito no âmbito da Odontologia.

Art.2º. A Odontologia é uma profissão que se exerce, em benefício da saúde do ser humano e da coletividade, sem discriminação de qualquer forma ou pretexto.

A propósito da definição de "Odontologia" como profissão, cremos serem oportunas as observações que enumeramos adiante:

O *Dicionário Didático de Português*, de Maria Tereza Camargo Biderman – Editora Ática –, trás o seguinte verbete: odontologia s.f. o-don-to-lo-gi-a. Ciência e técnica que trata dos dentes.

O *Dicionário Folha Aurélio da Língua Portuguesa*: Odontologia é um conjunto de ciências cujos conhecimentos são necessários para o exercício da profissão de cirurgião-dentista.

A Decisão CFO - 26/84 e as Resoluções CFO - 155/84, 157/87, 185/93 e 063/2005. As leis 4324/64, 5081/66, 6710/79 e a recente11889/2008 regulamentam as profissões de Cirurgião-dentista, Técnico em Prótese Dentária, Técnico em Saúde Bucal, Auxiliar em Saúde Bucal e Auxiliar de Prótese Dentária.

Entendemos que, a partir dessa regulamentação, a designação "Odontologia" já não se refere à profissão de cirurgião-dentista e sim a qualquer das cinco profissões enumeradas.

Portanto, outra não seria a interpretação, senão a de que a designação Odontologia, como ciência, aqui utilizada, representa o campo de atuação de uma gama de profissionais que atuam de forma direta ou indireta com o paciente que demande serviços odontológicos.

Cabe aos conselhos regionais o poder/dever de fiscalizar a prática odontológica, sempre, em defesa da sociedade, observando que, dos atos profissionais, em geral, podem gerar efeitos civis, penais e administrativos simultaneamente. A apuração da responsabilidade civil e penal é privativa do Judiciário. Os conselhos de fiscalização profissional apuram exclusivamente a responsabilidade administrativa, verificando a falta de ética ou de técnica do profissional e aplicando as penalidades estabelecidas na lei, contudo, preservando os interesses coletivos.

3. Dos Direitos Fundamentais – Artigo 3º

Capítulo II
Dos Direitos Fundamentais

Art. 3º. Constituem direitos fundamentais dos profissionais inscritos, segundo suas atribuições específicas:

I. diagnosticar, planejar e executar tratamentos, com liberdade de convicção, nos limites de suas atribuições, observados o estado atual da ciência e sua dignidade profissional;

A "liberdade de convicção" é um direito inalienável, pois o conceito técnico pelo qual responde é sempre pessoal e a escolha do caminho adequado deve, sempre, ser de convicção, apoiado incontinentemente na boa técnica e nos conceitos amplamente difundidos.

O profissional, com base nesse preceito, pode ou não apresentar alternativas de tratamento para determinada necessidade do paciente. Em se tratando de saúde, há que se ter sempre presente que para determinado agravo existe uma solução correta, com indicação adequada, isto é, possíveis alternativas, mormente, têm caráter de "alternativas econômicas", e o profissional de saúde deve evitar adotar tal linha de ação. O prestador de serviços de saúde deve estar voltado para a resolução dos agravos à saúde das pessoas e não estar voltado para o atendimento de "regras comerciais", "regras de mercado". Saúde não é mercadoria!

Os limites das atribuições do cirurgião-dentista estão especificados na Lei nº 5.081/66, artigo 6º, e incisos de I a IX.

II. resguardar o segredo profissional;

Diferentemente do que veremos no Capítulo VI – Do Sigilo Profissional, onde está em pauta o "sigilo", ou seja, quebra de confidencialidade que envolva o paciente.

A palavra "resguardar" na forma exposta pelo legislador fornece a compreensão de que a utilizou com o sentido de preservar, proteger, guardar com o cuidado que a lei lhe cobra.

Nesse contexto, o artigo 154 do Código Penal Brasileiro é claro ao prever o crime de violação do segredo profissional a todo aquele que "revelar a alguém, sem justa causa, segredo, de quem tem ciência em razão de função, ministério, ofício ou profissão, e cuja revelação possa produzir dano a outrem". No mesmo sentido, o artigo 207 do Código de Processo Penal também tutela a proteção ao sigilo profissional ao rezar que "são proibidas de depor as pessoas que, em razão de função, ministério, ofício ou profissão, devam guardar segredo, salvo se, desobrigadas pela parte interessada, quiser dar seu testemunho".

A garantia da preservação das informações, além de uma obrigação legal contida no Código Penal, no Código Civil e na maioria dos códigos de ética profissional, é um dever *prima facie* de todos os profissionais e também das instituições. A preservação da informação pode ser abordada pelas questões da privacidade e da confidencialidade. A privacidade é a limitação do acesso às informações de uma determinada pessoa, ao acesso à própria pessoa, à sua intimidade, é a garantia à preservação do seu anonimato, do seu resguardo, afastamento ou solidão. É a liberdade que o paciente tem de não ser observado sem autorização. O artigo XII da Declaração Universal dos Direitos Humanos, proposta pela ONU em 1948, já estabelecia o direito à não interferência na vida privada pessoal ou familiar. A confidencialidade é a garantia do resguardo das informações dadas pessoalmente em confiança e a proteção contra sua revelação não autorizada.

Outra situação de risco é a utilização desses dados para exemplificar situações clínicas ou administrativas. Essa utilização, que pode ser necessária para ensino, por exemplo, deve ter o cuidado de descaracterizar plenamente a identificação do paciente, preservando, assim, sua pessoa.

Por outro lado, há de se entender a relatividade de tal regra, pois haverá situações em que o dever legal possibilita a quebra do segredo por obediência ao que está regulado em lei, e o seu não cumprimento constitui crime.

No que concerne ao segredo clínico, pode-se dizer que poucas são as situações apontadas na norma como, por exemplo, a notificação compulsória de doenças transmissíveis, tal qual está disciplinada na Lei nº 6.259, de 30 de outubro de 1975, e no Decreto nº 49.974-A, de 21 de janeiro de 1961.

De forma mais didática podemos dizer então que segredo é o que o paciente tem (diagnóstico, sua doença, tratamento, caso clínico, etc.); esse "segredo" pertence ao paciente, o cirurgião-dentista é apenas o depositário dessa informação.

III. contratar serviços profissionais de acordo com os preceitos deste Código;

O conceito ético postulado é pela recomendação do Código de Ética Odontológica quanto ao não aviltamento do profissional cirurgião-dentista, por outro profissional cirurgião-dentista, cuja relação deve se pautar pela dignidade e respeito. Nesse particular motivo, há que se conjugar as recomendações do artigo 9º inciso VII, deste código.

IV. recusar-se a exercer a profissão em âmbito público ou privado onde as condições de trabalho não sejam dignas, seguras e salubres;

Este é um direito que se justifica pela necessária garantia da saúde e das condições de trabalho do profissional no tocante ao ambiente de trabalho que lhe é oferecido.

Aqui a palavra-chave é "princípio da precaução", saúde publica e protecionismo. O princípio da precaução surge nessa complexa equação para garantir ao cirurgião-dentista o mínimo de segurança no ambiente de trabalho, não lhe sendo obrigatória a permanência em ambientes que não lhe assegurem o bem-estar, a saúde e a dignidade da profissão. Sempre que o cirurgião-dentista se deparar com condições desse jaez, deve denunciar ao conselho onde estiver inscrito, para que este adote as providências legais junto à Secretaria de Saúde Pública e ao Ministério Público da Saúde.

A segurança é o novo paradigma, embora em fase de formação, que dá às obrigações e deveres morais a forma de ética e transforma o princípio de responsabilidade em precaução, quer seja de ordem pessoal ou em relação à comunidade.

V. direito de renunciar ao atendimento do paciente, durante o tratamento, quando da constatação de fatos que, a critério do profissional, prejudiquem o bom relacionamento com o paciente ou o pleno desempenho profissional. Nestes casos tem o profissional o dever de comunicar previamente ao paciente ou seu responsável legal, assegurando-se da continuidade do tratamento e fornecendo todas as informações necessárias ao cirurgião-dentista que lhe suceder;

Será sempre oportuno frisar que as letras do Código de Ética Odontológica foram legisladas com sentido literal, não permitindo divagação de seu sentido próprio, razão pela qual a renúncia explicitada nada tem a ver com o sentido de "abandonar" citado no artigo 7º, inciso VI, pois renunciar, nessa oportunidade, é aceitar que tem limites ou mesmo reconhecer sua incapacidade de realizar o trabalho iniciado, diante de uma situação nova que se lhe apresente, seja ela de cunho profissional, técnico ou social.

Visto a conceituação implícita na norma, resta equalizá-la quanto ao critério do profissional, ou seja, o critério aqui empregado é o pessoal, do indivíduo, então subjetiva, contudo deve, sempre, ser voltada a consubstanciar-se em fatos concretos, próprios e identificáveis à luz da regra legal das relações interpessoais, vigiadas pelo Código Civil Brasileiro.

São motivos concretos e próprios à agressão, sendo ela moral e notória, de caráter público, ainda que restrita à sociedade com a qual conviva o profissional, sendo ela física, com as evidências e precauções que a lei recomenda, sendo ela difamatória ou caluniosa, sendo ela de comportamento impróprio do paciente, que possa, ao conhecimento público, denegrir a imagem e o conceito do profissional, ou mesmo de relação interpessoal que lhe iniba a relação profissional a ponto de impossibilitar a prática e a técnica da Odontologia. Enfim, a subjetividade deve ser entendida e avaliada tanto na agressão a valores singulares na formação do indivíduo quanto na construção de crenças e conceitos sociais compartilhados, que ele merece.

Convém resguardar em particular que vivemos em uma sociedade de alta subjetividade que, cada vez mais, submete os fenômenos e os comportamentos à lógica subjetiva: a vida, a autoridade, a morte, as relações sociais, entre tantas outras, assumem relevo subjetivo, tornam-se fenômenos nos quais a experiência subjetiva passa a ser decisiva, sem que se chegue a compreender a diferença que realmente existe entre fenômeno e direito subjetivo. Isto é, nem sempre a carga de subjetividade que permeia um fenômeno ou um comportamento individual pode traduzir-se em um direito do indivíduo a julgar e decidir por si só com relação ao fenômeno e ao próprio comportamento, sob pena de a pessoalidade interpretar fatos e fenômenos sob conceito literalmente pessoal, este não será aceito ou protegido pelo Código de Ética Odontológica.

A obrigação de "assegurar a continuidade do tratamento" atribui ao profissional uma responsabilidade que, face às circunstâncias, ele não tem como cumprir. É nesse momento que lhe ampara o Código de Ética Odontológica, na busca de proteção, também, do próprio paciente.

Diante de tal hipótese, o profissional deverá circunstanciar, ou seja, descrever as razões que fundamentaram sua decisão, fazendo-as constar de um relato que o amparará pela interrupção do contrato de prestação de serviços. Ponderamos, no entanto, que tal previsão deverá estar expressa, nunca implícita, no próprio contrato com o paciente.

Sendo-lhe impossível o destrato direto com o paciente, com base na hipótese do presente artigo, deve o cirurgião-dentista oficiá-lo por escrito, por correspondência com aviso de recebimento, disponibilizando-lhe todas as informações sobre o tratamento, afastando-o, assim, sendo os fatos plausíveis, da responsabilização ética. Sendo menor o paciente, o destrato deverá ser efetivado com o seu representante legal, comumente com aquele que firmou o contrato em nome do menor, a quem também, se for o caso, deve ser endereçada a correspondência referida.

Caso essa providência não seja adotada, o profissional poderá ser alvo de denúncia ética administrativa sem prejuízo da judicial.

VI. recusar qualquer disposição estatutária ou regimental de instituição pública ou privada que limite a escolha dos meios a serem postos em prática para o estabelecimento do diagnóstico e para a execução do tratamento, salvo quando em benefício ou à livre escolha do paciente.

Esse inciso, que não existia no código anterior, garante ao profissional o direito, indiscutível, de postular por boas condições de trabalho assegurando, dessa forma, a qualidade dos serviços prestados aos seus pacientes.

Tal previsão está diretamente relacionada ao inciso I deste artigo.

Entendemos que não se pode suprimir ao cirurgião-dentista um campo de atuação livre das interferências inibidoras de técnicas e práticas científicas capazes de encontrar soluções válidas, para eliminar o agravo de seu paciente.

Essa indispensável liberdade no exercício da atividade odontológica não significa imunidade ao exercício profissional, pois há correspondência da recíproca responsabilidade: o cirurgião-dentista tem o dever ético-profissional de atuar com prudência, diligência e competência para curar, empenhando-se solidariamente pela saúde e bem-estar do paciente.

Exemplificando: Caso o convênio, ou o proprietário da clínica, ou o gestor do serviço público, limite o uso de películas radiográficas por tratamento de canal e essa limitação implique prejuízo para o diagnóstico ou tratamento, o profissional tem o "direito" de se recusar a tal prática, salvo se a limitação for imposta por razões de BIOSSEGURANÇA (gestação até o quarto mês é um dos casos).

Conveniente comentar a ressalva estabelecida pelo presente artigo, quando abre possibilidade de livre escolha do paciente, pois, sendo ele leigo, não reúne suficiente conhecimento técnico para o exercício da escolha, ainda que tenha sido suficientemente esclarecido sobre a técnica de tratamento ou o uso de materiais. Tais escolhas serão, sempre, de responsabilidade do cirurgião-dentista, têm cunho personalístico e não poderão ser delegadas a pacientes leigos, tudo em razão de que se revestem de profissão regulamentada e, portanto, passam a ser de direito público indisponível, ou seja, de interesse social, mesmo que regulem a relação paciente/profissional por contrato. Afora tais considerações, o profissional não deve se afastar da boa técnica e da qualidade do conjunto dos serviços, onde também se inclui o material.

4. Dos Deveres Fundamentais – artigos 4º e 5º

Capítulo III
Dos Deveres Fundamentais

Art. 4º. A fim de garantir o acatamento e cabal execução deste Código, cabe ao cirurgião-dentista e demais inscritos comunicar ao CRO, com discrição e fundamento, fatos de que tenha conhecimento e caracterizem possível infringência do presente Código e das normas que regulam o exercício da Odontologia.

É a liberdade da atividade odontológica e repressão às condutas delituosas, como exigência ético-jurídica, previstas no Código de Ética Odontológica. É o dever legal de comunicar o fato às autoridades investidas, para a apuração e abertura dos procedimentos éticos, sob pena de incorrer em falta ética ou até mesmo em cumplicidade pela prática delituosa.

Frise-se que, quem, comprovadamente, por motivos pessoais ou movido por razões outras que não aquelas que justifiquem o cumprimento do dever, ou ainda, por motivos torpes, comunicar, leia-se, oferecer denúncia ou representação, quando demonstrada ser absolutamente infundada, incorre em ilícito (artigo 339 do Código Penal), implicando agravo de pena em processo ético, como previsto no artigo 42, inciso I do presente Código de Ética.

Percebe-se também que o dever a que se refere a legislação do Código de Ética Odontológica, como se pode ver, limitou-se quanto à prevenção de ameaça ou violação dos direitos na Odontologia, não obrigando o indivíduo na chamada cooperação *a posteriori*, ou seja, no dever legal e específico de delatar à autoridade repressiva competente (Polícia, Ministério Público e Vigilância Sanitária) a ocorrência de tais violações. Ou seja, após a comunicação, o ato passa a ser de responsabilidade do Conselho Regional.

Vejamos, ademais, o que diz nossa legislação, acerca da previsão de delação como dever (obrigação) do indivíduo:

No Código de Processo Penal, temos:

"Art. 5º. Nos crimes de ação pública o inquérito policial será iniciado:

...omissis...

§ 3º. Qualquer pessoa do povo que tiver conhecimento da existência de infração penal em que caiba ação pública poderá, verbalmente ou por escrito, comunicá-la à autoridade policial, e esta, verificada a procedência das informações, mandará instaurar inquérito.

...omissis..." (grifos do autor.)

"Art. 301. Qualquer do povo poderá e as autoridades policiais e seus agentes deverão prender quem quer que seja encontrado em flagrante delito." (grifos do autor.)

Assim sendo, o cirurgião-dentista e demais inscritos terão o dever, portanto, a obrigação, de informar ao Conselho Regional de Odontologia onde for inscrito, a ocorrência, como já se disse, de qualquer violação aos termos do Código de Ética Odontológica.

- Dever de comunicar – Circunscreve a responsabilidade dos inscritos quanto ao respeito ético para com a classe e, em especial, para com a sociedade. Este preceito é típico dever/obrigação.
- Dever de ser discreto – Para que não se cometam injustiças. E sobre elas pesarão os efeitos da delação caluniosa. A discrição preserva tanto o inocente quanto o denunciante.
- Dever de fundamentar a comunicação do fato. Para que a comunicação tenha maior eficácia interpretativa e possa, por decorrência de sua propriedade, requerer a ação recomendada para sua apuração.

Art. 5º. Constituem deveres fundamentais dos profissionais e entidades de Odontologia:

Em que pese os deveres éticos, existem códigos que previnem comportamentos infracionais e preveem a correspondente punição para os infratores das normas lá previstas, sem prejuízo, contudo, de sanções penais, administrativas e civis.

I. zelar e trabalhar pelo perfeito desempenho ético da odontologia e pelo prestígio e bom conceito da profissão,

Notamos aqui a preocupação com a construção da imagem da Odontologia e de seus profissionais e atribui a todos o "dever" de colaborar para esse objetivo.

No rol das possíveis infrações disciplinares que podem cometer os profissionais liberais no exercício de seu mister, podemos destacar: não atender bem o paciente; não prestar as informações e os esclarecimentos adequados e pertinentes ao futuro serviço; não orientar o paciente sobre os riscos que podem advir da realização daquele serviço; cobrar abusivamente pela prestação do serviço etc. Assim, a organização corporativa do conselho visa regular e controlar a atividade profissional, utilizando-se do seu direito de disciplina.

Como norma reguladora está o Código de Ética Odontológica, prevenindo as relações entre os profissionais e entre estes e a sociedade. Como princípio norteador de formação da consciência profissional.

Primeiramente, vale lembrar que qualquer espécie de relação humana é regida tanto por normas legais quanto por normas morais, visto que uma completa a outra. Além dessas, há também regras de cunho ético que devem ser observadas no exercício de qualquer atividade profissional.

A ética no exercício da profissão "indica uma soma de deveres que estabelecem a norma de conduta do profissional no desempenho de suas atividades e em suas relações com o cliente e todas as demais pessoas com quem possa ter trato".[6]

Essas normas de condutas, que regulam o comportamento individual de cada profissional no desempenho de suas atividades, são agrupadas em um instrumento denominado Código de Ética.

Os códigos de ética, conforme lembra Fernando Antônio Vasconcelos, *cingem-se, em geral, ao cotidiano da atuação profissional, estatuindo regras deontológicas fundamentais, princípios básicos de conduta, relações com os clientes, sigilo profissional, publicidade, honorários, deveres no trato com o seu paciente/cliente.*[6]

II. assegurar as condições adequadas para o desempenho ético-profissional da odontologia, quando investido em função de direção ou responsável técnico;

Esse cuidado por parte dos que ascendem a posições de chefia, direção ou gestão é fundamental para o engrandecimento da Odontologia e seus integrantes.

Quando o cirurgião-dentista, ou outro profissional da área odontológica, se encontra desempenhando qualquer uma dessas funções anteriormente enumeradas ou outras com possibilidade de tomar ou propor medidas administrativas, linhas de conduta, estabelecer protocolos de atuação, políticas de marketing, propaganda e divulgação dos serviços, deve sempre ter presente a propositura desse preceito, buscando assegurar que a Odontologia posta em prática na entidade em que atua – pública ou privada – o seja na forma preconizada por este código, contribuindo assim para a qualidade dos serviços oferecidos à sociedade, o engrandecimento da Odontologia e dos que a ela se dedicam.

Não menos importante será o encargo de Responsável Técnico, cujas incumbências são particularmente tratadas pelo Código de Ética Odontológica. Ainda que possa não ter ele ascensão hierárquica sobre os profissionais que desenvolvam suas atividades profissionais em um consultório ou clínica, tem o dever/obrigação de zelar para que as condições ético-profissionais se desenvolvam dentro dos princípios insculpidos no presente código. Cabem, assim, também ao responsável técnico, nestas condições, os Deveres fundamentais previstos.

III. exercer a profissão mantendo comportamento digno;

Respeitar seu paciente, respeitar seus colegas e, sobretudo, respeitar a si próprio como profissional e cidadão.

Em todo o processo diagnóstico e terapêutico, a familiaridade, a confiança e a colaboração estão altamente implicadas no resultado. Assim, a relação profissional paciente deve, obrigatoriamente, se processar em clima respeitoso e de cordialidade. Diante de tal condução, se nos apresenta o próprio comportamento digno, resultado de uma escolha consciente do paciente pelo profissional capacitado e merecedor de tal respeito. Dito conceito se estende intra e intercategoria, cuja exigência postula o Código de Ética Odontológica.

Nesse particular, serão atributos a confidencialidade, o sigilo e o segredo profissional como itens indissociáveis.

A conduta condizente e o comportamento social/profissional encontram-se previstos nesse tópico. Deve ele ser igualmente respeitoso digno e exemplo, sobretudo como cidadão, a quem se confia a saúde própria e familiar.

IV. manter atualizados os conhecimentos profissionais, técnico-científicos e culturais, necessários ao pleno desempenho do exercício profissional;

Evitar o isolamento e, principalmente, buscar sempre inteirar-se dos avanços, não só das ciências odontológicas, mas também de outras áreas do conhecimento humano. Procurar acompanhar a evolução da Odontologia, da cultura local e universal e das relações sociais.

Manter-se atualizado é estar preparado para enfrentar novos desafios e a própria evolução científica da profissão, superar, enfim, os limites dos recursos convencionais. O enfoque deve ser dado para o desenvolvimento, a atualização, a requalificação e o aperfeiçoamento do cirurgião-dentista.

V. zelar pela saúde e pela dignidade do paciente;

Dever de todos os profissionais da saúde e, especialmente, dos que militam na Odontologia.

Presenciamos, nos tempos atuais, as demandas de uma estrutura de discursos mundiais e nacionais, voltados à promoção da saúde, vigilância da saúde, saúde da família, redução de vulnerabilidades, entre outros. Esses discursos revelam a vitalidade conceitual da saúde pública nesse início de milênio e traz ao debate diversos convites à renovação das práticas sanitárias.

Na contramão desse postulado temos a difusão, que nos parece perniciosa e certamente contraditória, do entendimento que "a prestação de serviços de saúde" deve atender às "regras do mercado", como se "a saúde fosse mercadoria". Trata-se do último suspiro do "pensamento liberal", que vem definhando há dois séculos, e que no final do século XX tomou novo fôlego com o Neoliberalismo.

Comumente, ao se falar em cuidado de saúde, ou com a saúde, atribui-se ao termo um sentido já consagrado no senso comum, qual seja o de um conjunto de procedimentos tecnicamente orientados para o bom êxito de certo tratamento. No entanto, não é no sentido de um conjunto de recursos e medidas terapêuticas, nem naquele dos procedimentos auxiliares que permitem efetivar a aplicação de uma terapêutica, que quis estabelecer o legislador. Remete-nos ao conceito moderno de cuidado como filosofia, em atitude prática, a compreensão filosófica no sentido de que as ações de saúde reclamam uma ação terapêutica, ou seja, uma interação entre profissional e paciente, visando o alívio de um sofrimento e o alcance do bem-estar.

Por si só, tal interação já representa o tratamento digno e respeitoso, como amplamente visado pelo legislador ao conceber o conceito registrado.

VI. guardar segredo profissional;

É um direito garantido pelo artigo 3º, inciso II, e também um dever.

VII. promover a saúde coletiva no desempenho de suas funções, cargos e cidadania, independentemente de exercer a profissão no setor público ou privado;

Ser ativo e participante socialmente; empenhar-se; identificar e mobilizar os recursos disponíveis para a prática da saúde coletiva; romper com a tendência de manter-se isolado. Participar de campanhas educativas propostas pelas entidades de classe – Conselhos Regionais, associações como ABO, APCD, ABCD, sindicatos, etc. –, oferecer-se para apresentar palestras em escolas e associações comunitárias e, sobretudo, aproveitar toda oportunidade de, no dia a dia de seu trabalho, exaltar a necessidade constante do cuidado com a saúde bucal e a prevenção, orientando seus pacientes, os familiares deles e seus próprios amigos.

A educação para a saúde bucal é tarefa para a qual ninguém está mais capacitado que os profissionais da Odontologia. Desmonopolizar o saber odontológico no que concerne às informações disponíveis com relação à prevenção das enfermidades bucais, esta talvez seja a chave para a promoção da saúde coletiva.

É preciso adquirir, disseminar e aplicar conhecimentos na promoção da saúde coletiva, prevenindo doenças e melhorando a qualidade de vida da população.

VIII. elaborar e manter atualizados os prontuários de pacientes, conservando-os em arquivo próprio;

Esse inciso estabelece a obrigação de "organizar" e de "guardar" os dados relativos ao paciente, seu estado de saúde e tratamentos indicados e realizados.

Sem esse cuidado tem-se muita dificuldade para planejar, acompanhar o desenvolvimento do trabalho e avaliar seus resultados.

O objetivo primordial, para a elaboração de um prontuário minucioso, correto e com o maior número possível de informações sobre o paciente, é a obtenção de um Diagnóstico o Mais Preciso Possível, o que nos facilitará a definição de um Prognóstico e Plano de Tratamento e o Registro dos Procedimentos executados para se obter os Resultados Esperados. Ao estabelecer, como "um dos deveres fundamentais", a obrigatoriedade de se elaborar e manter atualizados os prontuários de pacientes, o Código de Ética Odontológica visa, acertadamente, garantir a qualidade dos serviços odontológicos prestados à sociedade.

Entretanto, o cuidado na elaboração e manutenção do Prontuário Odontológico do Paciente é, também, de suma importância para resguardar o profissional de eventuais reclamações, em face de possíveis resultados ou ocorrências indesejáveis, verdadeiras ou não, que venham a ser atribuídos aos procedimentos executados.

Vejamos como o Código de Defesa do Consumidor[2] se refere à "prestação de serviços por profissionais liberais":

Art. 14. O fornecedor de serviços responde, independentemente da existência de culpa, pela reparação dos danos causados aos consumidores por defeitos relativos à prestação dos serviços, bem como por informações insuficientes ou inadequadas sobre sua fruição e riscos.

§ 1º. O serviço é defeituoso quando não fornece a segurança que o consumidor dele pode esperar, levando-se em consideração as circunstâncias relevantes, entre as quais:

I. o modo de seu fornecimento;

II. o resultado e os riscos que razoavelmente dele se esperam;

III. a época em que foi fornecido.

§ 2º. O serviço não é considerado defeituoso pela adoção de novas técnicas.

§ 3º. O fornecedor de serviços só não será responsabilizado quando provar:

I. que, tendo prestado o serviço, o defeito inexiste;

II. a culpa exclusiva do consumidor ou de terceiro.

§ 4º. A responsabilidade pessoal dos profissionais liberais será apurada mediante a verificação de culpa.

Art. 17. Para os efeitos desta Seção, equiparam-se aos consumidores todas as vítimas do evento.

No que concerne aos profissionais liberais em geral, prescreve em 5 (cinco) anos a pretensão para a cobrança de seus honorários, contados do prazo da conclusão do serviço, ou da cessação dos respectivos contratos, razão pela qual os comprovantes de prestação de tais serviços deverão ser armazenados pelo mesmo prazo.

No tocante à cobrança de dívidas líquidas, artigo 206 do Código Civil, constantes de instrumento público ou particular, o prazo prescricional fixado pelo Novo Código é de 5 (cinco) anos. Tal dispositivo traz expressamente uma inovação que passa a englobar categoricamente as dívidas relacionadas à contratação por instrumentos público ou particular.

No que concerne ao direito à indenização, ressaltamos que o direito prevê um prazo que passa a correr a partir da violação do direito, conhecimento do dano, ou quando ele se manifestou.

Art. 189. *Violado o direito, nasce para o titular a pretensão, a qual se extingue, pela prescrição, nos prazos a que aludem os arts. 205 e 206.*

Art. 205. *A prescrição ocorre em dez anos, quando a lei não lhe haja fixado prazo menor.*

Portanto, como o prontuário é documentação técnica, embora uma forma de contrato ou parte dele, mas pode prevenir direitos em razão de possíveis reparações, esse prazo de dez anos para a guarda é recomendável.

Eis aí, portanto, mais uma boa razão para a elaboração e a manutenção do Prontuário do Paciente, com a maior riqueza de detalhes possível. Não é para "se isentar de responsabilidades" e sim para deixar clara a extensão da responsabilidade do profissional diante de uma possível "reclamação" apresentada.

Em que consiste esse prontuário?

O "prontuário do paciente" nada mais é que uma pasta ou envelope contendo a ficha com os dados cadastrais e clínicos do paciente (situação inicial das estruturas bucais, tratamento indicado, tratamento programado, etc.), assinatura do paciente ou seu responsável autorizando o tratamento e atestando, a cada sessão, o tratamento realizado, exames complementares realizados, segundas vias de atestados e receitas passados para o paciente, enfim, todos os dados e materiais produzidos (fotos, radiografias etc.) durante o tempo que decorrer o atendimento ao paciente. (Ver Anexo I – Prontuário Odontológico – versão adaptada).[4]

IX. apontar falhas nos regulamentos e nas normas das instituições em que trabalhe, quando julgar indignas para o exercício da profissão ou prejudiciais ao paciente, devendo dirigir-se, nesses casos, aos órgãos competentes;

Esse dever pode ser resumido por "não se omitir". Os cirurgiões-dentistas que pretendem manter os necessários vínculos de profissionalismo responsável e transparente com seus pacientes e com as instituições com as quais mantenham vínculo, no exercício da Odontologia, devem exigir condições de trabalho compatíveis com o exercício ético profissional. Quando a instituição pública ou privada para a qual trabalhem não lhes oferecer condições mínimas para o exercício profissional – ainda que decorrentes de suas normas internas lhes propiciem o exercício não digno do ato odontológico, como restrições a procedimentos, limitação ao exercício técnico pleno ou mesmo suprimindo procedimento –, precisam ser denunciadas às autoridades. O cirurgião-dentista não pode, em nenhuma circunstância ou sob qualquer pretexto, renunciar à sua liberdade profissional, devendo evitar que quaisquer restrições ou imposições possam prejudicar a eficácia e a correção de seu trabalho.

É a responsabilidade política e social. A defesa do preconizado pelo Código de Ética Odontológica em seu ambiente de trabalho é a pura expressão da defesa de sua categoria profissional.

Muitas vezes, por temor a represálias, o profissional submete-se a condições de trabalho pouco recomendáveis e até mesmo degradantes para si como trabalhador de saúde e quase sempre pondo em risco a saúde e a segurança de seus pacientes.

A resolução do CFO – 42/2003, que aprovou o atual Código de Ética Odontológica, traz no seu artigo segundo: "A Odontologia é uma profissão que se exerce, em benefício da saúde do ser humano e da coletividade, sem discriminação de qualquer forma ou pretexto". De logo, representa um chamamento do profissional às causas sociais da saúde.

Quando o profissional entender que as normas postas em prática na entidade para a qual presta serviços contrariam a legislação que rege a Odontologia ou que contribuam para sua desvalorização e a de seus profissionais, tem o dever de alertar as pessoas ou instâncias com competência para sanar tais distorções.

A omissão a tal conduta ética poderá lhe configurar culpa por atitude involuntária, além dos desdobramentos éticos decorrentes do seu Código de Ética Odontológica.

Oportuno salientar que o legislador, ao formular tal recomendação, deixou sopesar as garantias que os Conselhos Regionais e Federal da Odontologia deveriam oferecer ao cirurgião-dentista, pois, orientá-lo a procurar os órgãos competentes, não lhe deve afastar das responsabilidades outorgadas pela Lei nº 4.324/64, que diz: "Têm por finalidade a supervisão da ética profissional em toda a República, cabendo-lhes zelar e trabalhar pelo perfeito desempenho ético da odontologia e pelo prestígio e bom conceito da profissão e dos que a exercem legalmente". Sendo assim, o órgão foco da denúncia, para o cirurgião-dentista, não deveria ser outro, senão o Conselho Regional de Odontologia, a quem cumpre a obrigação de diligenciar com os demais órgãos afins, a que a matéria se relaciona.

X. propugnar pela harmonia na classe;

Os profissionais, de um modo geral, devem trabalhar em harmonia com os seus pares e, para a classe dos trabalhadores em Odontologia; essa é uma condição imprescindível.

Nas relações entre os cirurgiões-dentistas, ou entre os cirurgiões-dentistas, os técnicos em prótese dentária e os demais profissionais auxiliares, deve sempre prevalecer o respeito mútuo, o espírito de cooperação e amizade.

O conceito expresso representa a necessária conduta ética profissional, voltada à inter-relação pessoal dos cirurgiões-dentistas, não só no sentido social e da boa conduta, mas, sobretudo, no desempenho da profissão. Ser ético no relacionamento é saber preservar e respeitar os limites de atuação no mercado de trabalho, que envolve a comunicação, a divulgação e a própria publicidade.

Gozar de atitude harmônica nas relações entre a classe odontológica é saber distinguir os limites das liberdades comportamentais, preservando o ambiente pessoal do colega, seus direitos e obrigações. Invadir tal seara representa suficiente agressão aos anseios desse código.

Frequentar as associações de classe e o seu sindicato participando de cursos, palestras, de suas atividades sociais, esportivas, culturais; dar sua contribuição aos programas de voluntariados implementados por essas entidades; engajar-se em sua política interna. Enfim, interagir com os seus colegas de profissão são também atitudes sociáveis que demonstram a integração social e profissional do cirurgião-dentista.

XI. abster-se da prática de atos que impliquem mercantilização da Odontologia ou sua má conceituação;

A aparente vantagem, que se obtém com práticas mercantilistas, transforma-se, com o passar do tempo, em maiores dificuldades para todos, até mesmo para aquele a quem, no início, parecia beneficiar.

Serviço de saúde não é mercadoria; não se comercializa a atenção em saúde como se estivéssemos oferecendo um calçado, um veículo ou uma viagem de férias; não podemos aplicar na oferta dos serviços de saúde as chamadas "leis de mercado".

Como bem observou José Dílson V. de Menezes: "Indivíduos que imaginam ser a satisfação financeira sinônimo de êxito profissional encaram o lucro como único objetivo e, para atingi-lo, todos os meios são recrutados e considerados válidos".[14]

A esses indivíduos pouco importa sua reputação e, ainda menos, a da classe. Qualquer mídia, qualquer forma de anúncio está justificada desde que atraia "clientes". Fazem da Odontologia um comércio "vil", exercido sem nenhum respeito aos pacientes e aos colegas de profissão.

Lamentavelmente, as profissões de saúde que, pela própria natureza da atividade que desenvolvem, deveriam manter-se resguardadas da avalanche mercantilista dominante, infelizmente, são por ela também envolvidas.[14]

Com pesar, constatamos que a nossa profissão, como as demais, não se mantém imune às promoções publicitárias antiéticas e, na maioria dos casos, também antiestéticas.[14]

É vedado ao cirurgião-dentista e às sociedades comerciais odontológicas oferecer serviços com utilização ou através de publicidade imoderada e mercantilização da Odontologia.

Comete infração ética o cirurgião-dentista que arbitrariamente atraia clientela, da qual se aproximou exclusivamente em razão de emprego de meios captatórios e mercantilistas.

Mas o que é o mercantilismo, publicidade ou divulgação fora dos padrões éticos? A prática da inculca ou captação de clientela exclusivamente pela atratividade da divulgação de preços irrisórios, simbólicos ou degradante da profissão, ou seja: aqueles pelos quais o profissional não poderá sequer reaver os custos do material ou, ainda, minimamente remunerem o próprio trabalho. A concorrência desleal, caracterizada pela disputa ou competição entre fornecedores de serviços, iguais ou semelhantes, visando atrair para si a preferência dos clientes, de forma ardilosa, pelo simples enfrentamento de preços ou até pela divulgação de práticas duvidosas de financiamentos, resultando, em alguns casos, em prejuízos substanciais, muitas vezes irreparáveis para seus colegas que, além da perda do cliente, podem sucumbir ao mercado. A imoderação na divulgação da prática odontológica, com anúncios sensacionalistas, atraentes pelo credo do leigo. A promoção pessoal, em divulgação de feitos ou práticas, que induzam ao paciente entender a reserva de mercado ou a exclusividade de determinada atuação.

O cirurgião-dentista, na divulgação de sua profissão (publicidade, e não propaganda), deverá restringir-se aos ditames do seu código de ética; a imoderada publicidade facilmente se converterá em meio de captação de clientela e até de fomento ou de captação de determinado tipo de procedimento, enfim, levando à mercantilização da profissão, mormente quando acompanhada de lista de preços, tipos de tratamento, divulgação do antes e depois entre tantas outras, insinuadoras de um poder ou influência que fenece nos demais profissionais, configurando concorrência desleal.

XII. assumir responsabilidade pelos atos praticados;

A saúde é o bem mais importante para o ser humano. O profissional dessa área deve ter consciência da importância dos seus atos e nunca se furtar ou eximir-se de assumir essa responsabilidade, em nenhuma circunstância.

Todos estão sujeitos a cometer um erro. O profissional que age com dignidade, que busca sempre se superar e oferecer o melhor ao seu paciente não tem por que temer assumir a responsabilidade pelos seus próprios atos, sejam quais forem as consequências. Tendo isso como foco, deve-se ter o cuidado de elaborar, cuidadosamente, o Prontuário de Cada um de Seus Pacientes por menor e mais simples que seja o serviço prestado ao mesmo. Uma simples consulta para diagnóstico deve estar documentada e registrada no prontuário.

Adotar esse protocolo é sumamente importante. Assim, não só se mantêm os dados coletados que orientam a avaliação, diagnóstico e prognóstico como, em caso de contestação dos procedimentos, dispõe-se das informações que comprovam a exata extensão da intervenção. O prontuário, quando bem construído, serve de parâmetro para "delimitar" a responsabilidade do profissional.

Sobre a responsabilidade profissional, o ensinamento dos Profs. Antonio Macena de Figueiredo, Henrique Freire e Roberto Lauro Lana: "Assim como no cotidiano das relações sociais, é necessário observar determinadas normas de conduta individual, exercer uma profissão implica duplamente obediência às normas, pois o profissional, além do dever de obediência às regras gerais aplicadas a todos os cidadãos, deve atuar conforme as orientações normativas específicas inerentes ao exercício da atividade profissional".[18]

XIII. resguardar sempre a privacidade do paciente;

O direito à intimidade é inato no homem e os juristas, em sua maioria, o interpretam como um direito natural, vindo da própria natureza do homem, independentemente de declaração positiva de tal direito em norma escrita, ou seja, em lei. Tal prerrogativa é inerente e essencial ao ser humano, pois representa, para o indivíduo, o limite e o equilíbrio da vida em sociedade, cuja dinâmica requer um mínimo de respeito e tolerância ao ser, sob pena de se aniquilar a privacidade do paciente.

A prevenção aqui estampada representa, pois, o mecanismo de defesa da personalidade humana contra ingerências ou injunções alheias e ilegítimas.

Aqui, como previsto, tal direito é dotado de peculiaridades únicas: são direitos inatos (originários), absolutos, extrapatrimoniais, intransmissíveis, imprescritíveis, impenhoráveis, vitalícios e oponíveis *erga omnes*, consoante preleciona o artigo 11 do Novo Código Civil.

O direito em foco objetiva preservar a própria situação de intimidade, como um bem juridicamente tutelado, de valor moral e espiritual, qualificado como direito da personalidade de ordem moral (patrimônio moral da pessoa, cujo dano é também de ordem moral).

Diante das características específicas pronuncia-se o professor Carlos Alberto Bittar, lecionando que tais direitos não se podem eliminar por ato de vontade de renúncia prévia e cabal, mas se admite, sob certos aspectos, relativa disposição, como, por exemplo, a licença para uso da imagem. Esse consentimento não desnatura a essência do direito, representa, sim, exercício da faculdade inerente ao titular e que lhe é privativa; não comporta, como visto, uso por terceiro sem expressa autorização do titular. Nesse esteio, o direito à privacidade e os demais direitos da personalidade não admitem, pois, execução forçada, conquanto incompatível com sua essencialidade e o amálgama que ampara a dignidade da pessoa humana, um dos fundamentos da República Federativa do Brasil (artigo 1º da Constituição Federal).

O direito à privacidade recebeu tratamento constitucional de modo expresso na Carta Constitucional de 1988, através do artigo 5º, inciso X – são invioláveis a intimidade, a vida privada, a honra e a imagem das pessoas, assegurando o direito à indenização pelo dano material ou moral decorrente de sua violação.

Compete, também, ao cirurgião-dentista orientar o pessoal auxiliar e certificar-se de que estão cientes da necessidade de se preservar a privacidade dos pacientes nas situações citadas anteriormente e durante as consultas, não permitindo o acesso de pessoas, mesmo de profissionais de Odontologia como cirurgião-dentista e técnico em prótese dentária, fiscais da Vigilância Sanitária e de outros órgãos à sala onde estiver acontecendo a consulta (sala clínica, escritório, sala de educação em higiene, etc.), a não ser que previamente autorizadas pelo paciente.

XIV. não manter vínculo com entidade, empresas ou outros desígnios que os caracterizem como empregado, credenciado ou cooperado quando as mesmas se encontrarem em situação ilegal, irregular ou inidônea;

Por mais que um profissional necessite de um trabalho, não deve se submeter a tais vínculos; as condições de trabalho de uma categoria profissional são construídas pelos seus integrantes; aceitar, por necessidade, prestar serviços para empresas que não acatam as normas estabelecidas pela legislação e não respeitam o Conselho, em nada contribui para sua valorização como profissional, muito pelo contrário, é justamente esse comportamento que leva à degradação da profissão.

Um fato a ser ponderado, desde logo, é a antijuridicidade, como uma violação da ordem jurídica que regulamenta determinado fato, podendo ser formal ou material. Na primeira, há uma contradição entre o comportamento do agente socialmente aceito pela sociedade e a norma incriminadora. A lesão, ou perigo de lesão, ao bem jurídico decorrente da conduta do agente caracterizaria a antijuridicidade material. Isso quer dizer que, a ilegalidade, irregularidade ou inidoneidade, uma vez caracterizada, eleva a conduta de quem a ela se junta, conhecendo o fato ilegal, em ato delituoso de igual intensidade.

Antes de aceitar uma proposta de trabalho como empregado ou credenciado e até mesmo antes de adquirir uma cota de "cooperativa de trabalho", informe-se, em seu Conselho Regional de Odontologia, quanto à regularidade da clínica, do plano de convênio, da operadora de planos de saúde ou da cooperativa a que pretende associar-se.

Todos devem zelar pelos interesses da classe e observar o que determina esse inciso é de capital importância para que se tenha um mercado de trabalho condizente com a grandeza da Odontologia.

As empresas que optam por investir nesse mercado de trabalho são bem-vindas desde que obedeçam as regras, respeitem a legislação, o código de ética e, sobretudo, os profissionais.

Vincular-se a empresas que não têm o perfil supradescrito, sob qualquer pretexto, é ser conivente com o infrator, é contribuir para a degradação do mercado de trabalho.

Cabe aos profissionais da Odontologia manter uma postura consciente de defesa desses legítimos interesses, para o bem da classe.

Aceitando o vínculo ou permanecendo nele, sem a denúncia ao Conselho, após conhecer a ilegalidade, ilicitude ou irregularidade, o cirurgião-dentista aderiu à conduta delituosa do autor prevista e repudiada pelo Código de Ética Odontológica. Terá o cirurgião-dentista, assim, uma cooperação consciente, o que tipifica sua conduta, pois adere aos desígnios delituosos.

XV. comunicar aos Conselhos Regionais sobre atividades que caracterizem o exercício ilegal da Odontologia e que sejam de seu conhecimento;

Por ocasião da criação dos Conselhos Regionais e Federal de Odontologia (14.04.1964), o flagelo da profissão era a atuação, além dos "dentistas práticos licenciados", de um enorme contingente de "ilegais e clandestinos", que mantinham até consultórios montados, principalmente nas localidades mais distantes dos grandes centros, se bem que até nas capitais eram encontrados atendendo pessoas que, por desconhecimento, não atentavam para a total falta de formação e de conhecimentos técnicos desses falsos profissionais.

Hoje (2009), devido à ação fiscalizatória dos CROs, o número de ilegais diminuiu sensivelmente. No entanto, outras formas de prática ilegal vêm ocorrendo:

- Técnicos em prótese dentária prestando atendimento diretamente aos pacientes, muitas vezes acobertados por profissionais inscritos nos Conselhos Regionais.
- Auxiliares de consultórios, às vezes com formação de técnico em higiene dental ou auxiliar de consultório dentário, mas na grande maioria dos casos sem nenhuma formação, atuando ilegalmente, realizando procedimentos nos pacientes (moldagens, tomadas radiográficas, manutenção de aparelhos ortodônticos,

etc.), ensejadas e acobertadas por profissionais proprietários de clínicas, responsáveis técnicos ou apenas empregados que querem justificar tal Ilegalidade como: "necessária para se oferecer serviços a preços mais acessíveis".

Seja qual for a "tentativa" de justificativa apresentada, essa prática Ilegal deve ser comunicada aos CROs, para que sejam tomadas medidas coercitivas.

Todos os profissionais da Odontologia têm o dever de Zelar para que seja eliminada tal prática que expõe a população a riscos desnecessários e se constitui em fator desmoralizante e desagregador da classe.

XVI. garantir ao seu paciente ou seu responsável legal acesso ao seu prontuário, sempre que for expressamente solicitado, podendo conceder cópia mediante recibo de entrega;

Quando nos deparamos com essa determinação, três questões principais são levantadas:

1ª. A quem pertence a documentação?

2ª. Se o profissional legalmente tem a responsabilidade da guarda dessa documentação, por que a obrigação de entregá-la?

3ª. Por quanto tempo devo guardar essa documentação?

Resposta à 1ª questão:

A documentação pertence a quem pagou por ela. Os documentos ficam apenas sob custódia do laboratório, da clínica ou do profissional, quando pagas pelo paciente. Em se considerando a hipótese do profissional, da clínica ou do laboratório deixar de cobrar por eles, a consideração de relevância é de que a documentação odontológica é do profissional, mas seu conteúdo é do paciente.

Isto é, ao pagar pela documentação, o paciente adquire a propriedade e concede a posse ao profissional, de quem poderá requerê-la a qualquer tempo, independente de justificativa, basta requisitá-la.

Sendo a documentação do cirurgião-dentista, em virtude de por ela nada ter cobrado, seu conteúdo pertence ao paciente, cumpre ao profissional prestar as informações relevantes acerca da terapêutica utilizada ou mesmo dos registros de anamnese, hipótese diagnóstica, etc., responder às indagações do paciente, mas não necessariamente lhe entregar o prontuário original.

Com essa interpretação, entendemos que o Código de Ética Odontológica somente assegura o direito do paciente à informação e não ao documento considerado no aspecto material, uma vez que este pertence ao profissional que o elaborou.

Resposta à 2ª questão é:

Independente de quem pagou pela documentação, os dados dos pacientes e de seus tratamentos (vale dizer de sua saúde) pertencem a estes. Embora quem os tenha produzido (o profissional) também detenha o direito de mantê-los consigo devendo, diante de solicitação por escrito, fornecer ao paciente uma cópia ou o original, ficando o profissional com uma das vias, dependendo da natureza do documento (se radiografia, se modelos de gesso, se exames laboratoriais, etc.).

Respostas à 3ª questão é:

Segundo as normas dos artigos nºs 26 e 27 do Código de Defesa do Consumidor, o direito de reclamar pelos vícios aparentes ou de fácil constatação caduca em noventa dias, tratando-se de produtos duráveis (art. 26, II); prescreve em cinco anos a pretensão à reparação pelos danos causados em decorrência do serviço, tal como regulado pela Lei nº 8.078/90, seja, dentro da modalidade objetiva, a prescindir da culpa. A ressalva consignada no parágrafo único do art. 27, *in fine*, da Lei nº 8.078/90, remete, sem dúvida, à prescrição prevista no Código Civil, que regula o pedido de reparação pelo ato ilícito, normatizada pelo Código Civil em seu artigo 205 (10 anos). Nesse passo e, havendo queixa do paciente e, não se desincumbindo o profissional ou a clínica do ônus que lhe imputa o art. 333, do CPC, ou seja, não demonstrando a ausência de dano ou nexo de causalidade, certamente haverá a condenação imposta, qual seja, a de reparar os danos que, pela má prestação de serviço, advierem a seu paciente.

O Código de Processo Ético Odontológico[29] prevê a prescrição de falta ética em cinco anos. Analogamente podemos entender que, para reclamatória sobre serviços odontológicos prestados, perante o Conselho de Odontologia, seria então de cinco anos, contudo, esse prazo não lhe tira a possibilidade de requerer, em juízo, o que entender de direito no prazo da legislação civil.

O Código de Defesa do Consumidor estabelece o prazo de 90 dias, a contar da conclusão do serviço, para reclamação. Contudo, como já vimos, quando o consumidor pretende ser ressarcido por eventuais danos oriundos da relação de consumo, fica sujeito ao prazo prescricional de cinco anos, por força do art. 27 do Estatuto do Consumidor.

A Decadência prevista nos art. 26 do mesmo diploma refere-se ao direito de reclamar perante o fornecedor quanto ao defeito do produto ou serviço.

No entanto, esse código também prevê que nos casos de vícios ou defeitos ocultos inicia-se a contagem do prazo prescricional a partir do momento em que o paciente tomou ciência desse defeito ou vício.

Diante desses detalhes, depreende-se que o "prontuário do paciente", para sua segurança, deva ser guardado minimamente por dez anos. Mesmo quando uma cópia ou o original for entregue ao paciente ou seu responsável, mantenha sua cópia em segurança, resguardando-se de possíveis reclamações futuras.

XVII. registrar os procedimentos técnicos laboratoriais efetuados, mantendo-os em arquivo próprio, quando técnico em prótese dentária.

Pelas mesmas razões apresentadas aos cirurgiões-dentistas no inciso XVI, deve o técnico em prótese dentária, como pessoa física ou jurídica, manter esses arquivos nas mesmas condições.

5. Das Auditorias e Perícias Odontológicas – Artigo 6º

Capítulo IV
Das Auditorias e Perícias Odontológicas

Art. 6º. Constitui infração ética:

I. deixar de atuar com absoluta isenção quando designado para servir como perito ou auditor, assim como ultrapassar os limites de suas atribuições e de sua competência;

"Perito é o profissional que auxilia a decisão judicial e administrativa, por solicitação da autoridade judiciária ou por designação do Conselho."[15]

O perito ou auditor deve ter sempre em mente que:

– "Consultório não é tribunal para julgarmos trabalho de um colega."[16]

– "O perito jamais deve colocar-se no lugar do clínico raciocinando "se fosse eu o profissional faria isso ou faria aquilo".[16]

O perito (na esfera administrativa ou judiciária) deve adotar a postura de "técnico" analisando "o fato apresentado" à luz dos conhecimentos técnicos inerentes à profissão, os quais deve buscar tê-los o mais atualizado e amplo possível, e estar atento às suas atribuições específicas, a saber:

– "executar o laudo técnico com absoluta isenção e imparcialidade, responder aos quesitos formulados de forma objetiva, abster-se de emitir opiniões pessoais, reportar-se sempre a fundamentos científicos citando a sua fonte."[15]

Auditor é o profissional que atua em empresa, pública ou privada, verificando a execução e a qualidade técnico-científica dos trabalhos realizados pelos profissionais que prestam assistência odontológica à empresa. Suas atribuições específicas são:

"Seguir as normas técnicas administrativas da empresa em que presta serviço, observar se tais normas estão de acordo com os preceitos éticos e legais que norteiam a profissão do cirurgião-dentista, recusando-se a cumpri-las caso estejam em desacordo com o Código de Ética Odontológica".[15]

Quando for norma da empresa a realização de auditoria prévia, analisar se o plano de tratamento proposto atende às normas da empresa e guardar cópia do mesmo em arquivo próprio.

Na auditoria final confrontar o plano de tratamento inicial com o tratamento realizado para verificar se foi cumprido o proposto.

Verificar se a cobrança apresentada corresponde aos serviços realizados e se estavam previstos no plano de tratamento inicial. Propor à empresa as medidas que se fizerem necessárias, de acordo com as normas determinadas por esta e de pleno conhecimento dos prestadores de serviços.

II. intervir, quando na qualidade de perito ou auditor, nos atos de outro profissional, ou fazer qualquer apreciação na presença do examinado, reservando suas observações, sempre fundamentadas, para relatório sigiloso e lacrado, que deve ser encaminhado a quem de direito;

Em pauta, novamente, a questão da isenção e do sigilo profissionais. Toda e qualquer observação, recomendação ou conclusão deve ser encaminhada por escrito, seja à empresa ou à autoridade que o designou, seja ao profissional cujo serviço está sendo analisado, quando se faz necessário algum esclarecimento.

Nada deve ser comentado com o paciente ou anotado em seu prontuário.

III. acumular as funções de perito/auditor e procedimentos terapêuticos odontológicos na mesma entidade prestadora de serviços odontológicos;

Como esclarecimento a esse dispositivo, destacamos o Art. 19 da Resolução CFO-20/2001: "Não é compatível o exercício da função de perito/auditor quando o cirurgião-dentista for por si, ou através de empresa prestadora de atenção odontológica da qual faça parte, conveniado ou credenciado da empresa contratante".[15]

Resumindo: o profissional não pode ser "executante" de serviços clínicos na mesma empresa em que atua como perito ou auditor.

IV. prestar serviços de auditoria a empresas não inscritas no CRO da jurisdição em que estiver exercendo suas atividades.

Enquanto no inciso XIV do artigo 5º essa é uma "obrigação de fazer", neste é de "não fazer", visto que a não obediência, nas duas situações, se reveste da mesma gravidade.

6. Do Relacionamento com o Paciente e com a Equipe de Saúde – Artigos 7º a 9º

Capítulo V
Do Relacionamento

Seção I – Com o paciente

Art. 7º. Constitui infração ética:
I. discriminar o ser humano de qualquer forma ou sob qualquer pretexto;

O que no artigo 2º era "um postulado", assume aqui novo *status*: o de vedação, uma obrigação de não fazer.

Para melhor compreensão dessa importante norma de contexto de análise restrita, ou seja, não cabe outra interpretação, fixe caráter de obrigação em não diferenciar ou não praticar nenhum tipo de preconceito e, sobretudo, o dever de respeito pelas eventuais diferenças entre as pessoas. Lembre-se, sempre, do direito de igualdade garantido pela Constituição.

Certamente indagarão: O que é considerado preconceito e discriminação no Brasil? Qual é a diferença entre um e outro? O que pode acontecer com quem pratica esse tipo de crime?

O dicionário *Aurélio* leciona que preconceito é "conceito ou opinião formados antecipadamente, sem maior ponderação ou conhecimento dos fatos; idéia preconcebida". Ou ainda: "julgamento ou opinião formada sem se levar em conta o fato que os conteste; prejuízo" e "suspeita, intolerância, ódio irracional ou aversão a outras raças, credos, religiões". Traduzindo: uma pessoa preconceituosa tem sentimentos e opiniões sobre alguém, geralmente intolerantes; é algo abstrato, contudo, previamente definidos em sua formação.

Já discriminação, por sua vez, no mesmo dicionário, é definida como "ato de distinguir, estabelecer diferença, separar". Ou seja, a discriminação é a materialização do preconceito. Quando se pensa que um homem é menos capacitado do que outro por causa de sua cor, está se praticando o preconceito; mas quando se humilha esse homem, deixando expresso que a ofensa foi motivada por conta da cor, da condição social ou de sua posição financeira, está se exercendo a discriminação.

Para o ordenamento jurídico brasileiro os termos preconceito, discriminação e racismo se fundem, apesar de serem coisas diferentes por definição. Tanto a lei penal como a Constituição não distinguem discriminação e preconceito, falam essencialmente em crime de preconceito de raça, cor ou etnia, ou racismo.

Na prática, isso quer dizer que tratar alguém de forma discriminatória (em razão de cor, nacionalidade, sexo, idade, condição social, posição econômica, etc.) de forma humilhante, ou impedir que ele tenha acesso aos direitos garantidos na Constituição (o texto diz, no seu artigo terceiro, inciso quarto, que "constituem princípios fundamentais da República Federativa do Brasil o de promover o bem comum, sem preconceitos de origem, raça, sexo, cor, idade ou quaisquer outras formas de discriminação"), pode dar cadeia. O artigo 1º da Lei nº 7716, de 5 de janeiro de 1989 (confira a íntegra da lei), modernizada em 1997, diz a mesma coisa: "serão punidos os crimes resultantes de discriminação ou preconceitos de raça, cor, etnia, religião ou procedência nacional" (estrangeiros).

II. aproveitar-se de situações decorrentes da relação profissional/paciente para obter vantagem física, emocional, financeira ou política;

Vale especial registro o inciso II, pois a profissão exige dois requisitos básicos, a preparação técnica e a moralidade. A moral deve ser imposta enquanto a técnica deve ser aprendida. A Ética pressupõe a necessidade dos valores morais. A agressão ao pudor pode configurar crime, como, por exemplo, o crime de assédio sexual. O paciente deposita no profissional uma enorme confiança e, portanto, tem o direito de esperar que essa confiança não seja abusada.

As possíveis oportunidades para o mau comportamento moral nas relações cirurgião-dentista/paciente são muitas, como deixa claro o código de ética atual, quando veda ao cirurgião-dentista "aproveitar-se de situações decorrentes da relação profissional/paciente para obter vantagem física, emocional, financeira ou política".

A má prática reprovável, que diz respeito à moralidade, é o profissional aproveitar-se do paciente para obter vantagem física e/ou emocional. É nesse contexto que se pode comentar brevemente o presente inciso, que veda ao cirurgião-dentista "desrespeitar o pudor de qualquer pessoa sob seus cuidados profissionais". Nessa discussão é importante fazer algumas distinções, inclusive para salvaguardar a distinção entre delitos graves, como visto, e menos graves e leves.

Essas duas categorias de delitos, "menos graves" e "leves", estão fundadas em atos de negligência, ou seja, os praticados sem dolo, ou sem intenção, porém, atingem igualmente valores individuais morais ou mesmo éticos, sob o ponto de vista do paciente.

Há outras maneiras de desrespeitar o pudor do paciente, porém, são mais graves e constituem má prática e não negligência. São as situações que surgem quando o profissional explora o relacionamento privilegiado que tem com seu paciente para ter relações sexuais, aproveitando-se física e emocionalmente deste. Isso tipifica "conduta imoral", dolosa, por conseguinte. Quando esse comportamento invade a esfera do exercício da profissão em prejuízo moral do paciente são reprovados e tipificados como assédio.

O assédio sexual inclui uma aproximação sexual não bem-vinda, uma solicitação de favores sexuais ou qualquer conduta física ou verbal de natureza sexual.

O assédio está assim definido na lei número 10.224, de 15 de maio de 2001: "*Constranger alguém com o intuito de obter vantagem ou favorecimento sexual, prevalecendo-se o agente de sua condição de superior hierárquico ou ascendência inerentes ao exercício de emprego, cargo ou função*".

Segundo o artigo 216 A, do Código Penal Brasileiro,[1] "*o assédio sexual consiste em constranger alguém com o intuito de obter vantagem ou favorecimento sexual*".

Nesse contexto pode-se dizer que o assédio sexual é o mesmo que "exploração sexual profissional", pois essa "exploração sexual profissional" ocorre quando há algum tipo de envolvimento sexual (ou intimidade) entre a pessoa que está prestando algum serviço (de confiança e com algum poder delegado) e o indivíduo que procurou sua ajuda profissional.

Certamente uma das maneiras mais óbvias de explorar o paciente é financeiramente, e esse é também tema de destaque do presente inciso, pois referido de modo especial, quando proíbe ao profissional "exagerar a gravidade do diagnóstico ou prognóstico, complicar a terapêutica, ou exceder-se no orçamento". Enganar o paciente para poder cobrar mais pelos tratamentos é, claramente, um caso de má conduta profissional.

Os incisos III, IV e V devem ser analisados em conjunto, pois tratam de aspectos diferentes de um mesmo tema.

III. exagerar em diagnóstico, prognóstico ou terapêutica;

IV. deixar de esclarecer adequadamente os propósitos, riscos, custos e alternativas do tratamento;

V. executar ou propor tratamento desnecessário ou para o qual não esteja capacitado;

O profissional deve preocupar-se com a resolução do possível agravo na saúde bucal do paciente, levando em conta os reflexos desse agravo na saúde geral do mesmo.

Utilizar-se do recurso de "pintar o quadro" com cores mais fortes com o objetivo de "motivá-lo" a "participar" do esforço empreendido para a solução dos problemas diagnosticados, nos parece válido.

Usar esse recurso para "vender" um serviço ou "agregar valor" aos seus honorários é, sem dúvida, reprovável.

Propor tratamento desnecessário ou mesmo "aceitar realizá-lo" por sugestão do paciente é injustificável.

A pesquisa clínica, no paciente, busca exatamente desenvolver meios diagnósticos e terapêuticos capazes de induzir o profissional a reconhecer exatamente o quadro clínico, ou relações de causa/efeito, entre um fator em estudo e um desfecho clínico, ou seja, a própria prática odontológica, pelo reconhecimento da doença bucal.

Quanto a estar capacitado ou não para executar um determinado procedimento, comenta DLP Ramos:[17] *A indicação de uma terapêutica deve basear-se nas necessidades clínicas do paciente e ser realizada só se o profissional tiver aptidão técnica para tanto. Mas, em nossa opinião, devem ser levadas em conta as circunstâncias: situações de emergência, consentimento livre e esclarecido do paciente e imprevistos, estes são fatores a serem ponderados. Propor ou aceitar executar, sem a devida capacitação, tratamento eletivo, intervenção que pode ser programada em situação que não caracteriza emergência ou impossibilidade de assistência por outro profissional capacitado, é injustificável.*

O respeito mútuo que deve nortear a relação cirurgião-dentista/paciente é condição essencial para o êxito terapêutico. A quebra desse valor compromete a relação jurídica entre ambos, e a citação judicial de um cirurgião-dentista por erro comportamental/profissional, certamente, repercute de forma contundente na sociedade e no meio.

O cirurgião-dentista deve ter como objetivo ético e moral auferir remuneração digna em decorrência da prática qualificada, sem lançar mão de estratégias ou de matizes acentuadas, para se colorir o quadro com tons adicionais, como antes dissemos. Em evidência, também, a própria relação de consumo a regrar a prática abusiva.

Dentre as inúmeras causas de erros de comunicação entre cirurgiões-dentistas e seus pacientes selecionamos as seguintes: o fornecimento de informações de maneira inadequada, insucesso no entendimento das perspectivas dos pacientes ou, pior, o estímulo à criação de expectativas ilusórias ou exageradamente otimistas, falta de discussão com o paciente acerca dos riscos e benefícios de diferentes abordagens terapêuticas e, sobretudo, a exagerada preocupação demonstrada pelo profissional com os aspectos de natureza pecuniária.

Do que foi abordado nesta seção, pode-se ter de lição que o relacionamento honesto entre o cirurgião-dentista e seu paciente e a alta qualidade da comunicação entre ambos, além da técnica dos serviços prestados, são a melhor profilaxia contra as ações civis e/ou penais interpostas por pacientes insatisfeitos.

VI. abandonar paciente, salvo por motivo justificável, circunstância em que serão conciliados os honorários e indicado substituto;

O Inciso V do artigo 3º elenca como sendo um dos "direitos fundamentais do cirurgião-dentista" o de "renunciar ao atendimento do paciente" em situações e condições bem definidas, bem diferentes do aqui referido "abandonar", que caracteriza uma "infração ética", em não havendo um motivo justificável.

Não fogem à responsabilidade do cirurgião-dentista os danos advindos de tal prática, a de abandonar o paciente, havendo nexo de causalidade, que é o vínculo entre o dano sofrido e a conduta comissiva ou omissiva do agente responsável, em decorrência de tal abandono, poder-se-ia imputar-lhe responsabilidade civil também sobre esse aspecto.

A negligência, como pode ser interpretado o abandono, caracteriza-se pela omissão do cirurgião-dentista na execução de um determinado ato que deveria praticar, contudo não o faz, abandonando seu paciente. O cirurgião-dentista, assim, deixa de cumprir seu dever com o cuidado necessário que dele se espera, o que pode ocasionar uma lesão ao paciente.

VII. deixar de atender paciente que procure cuidados profissionais em caso de urgência, quando não haja outro cirurgião-dentista em condições de fazê-lo;

De acordo com Ramos,[17] literalmente, o conceito de "urgência", no campo da odontologia, considera a dor e mesmo danos estéticos abruptos. Discordamos desses dois enfoques. Sendo a dor decorrente da evolução de processo crônico não há porque classificá-la como situação de "urgência". Danos estéticos, mesmo que abruptos, podem não ser acompanhados de odontalgias, podem não causar sofrimento físico, e não justifica classificar a recusa do profissional em atender tal ocorrência como infração ética.

Quem arcará com os custos do atendimento?

Em situações de emergência não há como o profissional ater-se a esse "importante detalhe", que pode ser resolvido depois. O profissional pode pleitear o pagamento de seus honorários, posteriormente, amigável ou judicialmente, em caso de recusa de pagamento.

Configura-se omissão de socorro a falta de atendimento dentro da premissa de urgência; a omissão é tratada pelo Código Penal Brasileiro em seu artigo 135, porém não é obrigatória a assistência se não houver perigo de dano físico.

O abandono do paciente em situação de perigo ou urgência fará com que o profissional incorra em sanções penais devido às disposições do Artigo 135 do Código Penal que dispõe sobre a omissão de socorro.

O artigo 186 do Código Civil enuncia que "aquele que, por ação ou omissão voluntária, negligência ou imprudência, violar direito, ou causar prejuízo a outrem, comete ato ilícito e fica obrigado a reparar o dano".

VIII. iniciar tratamento de menores sem autorização de seus responsáveis ou representantes legais, exceto em casos de urgência ou emergência;

Esse inciso e o XII se assemelham e, nessas duas situações, fora os casos de urgência ou emergência, intervir sem o consentimento do paciente ou responsável, isto é, executar procedimentos sem autorização formal, pode resultar na impossibilidade ou pelo menos na dificuldade de cobrança; além disso, pode o profissional sofrer um processo de "responsabilidade civil", até mesmo com pedido de indenização por danos morais.

Aquele que, em razão da idade, ainda não alcançou a capacidade jurídica plena (artigo 5º do Código Civil), não pode exercer, pessoalmente, seus direitos (artigo 3º do Código Civil) nem pode ser responsabilizado quanto a deveres inerentes ao maior de idade.

Em se tratando de hipótese de extrema gravidade, poderá o cirurgião-dentista atuar clínicamente no paciente menor, sem o consentimento expresso de quem o deveria dar, devendo se acercar da necessária segurança quanto a testemunhas que dispuser no momento.

Promete o artigo 135 do Código Penal que a omissão de socorro consiste em *"Deixar de prestar assistência, quando possível fazê-lo sem risco pessoal, à criança abandonada ou extraviada, ou à pessoa inválida ou ferida, em desamparo ou em grave e iminente perigo; não pedir, nesses casos, o socorro da autoridade pública".*

Pena – detenção de 1 (um) a 6 (seis) meses, ou multa.

Parágrafo único. A pena é aumentada de metade, se da omissão resulta lesão corporal de natureza grave, e triplicada, se resulta em morte.

Outro enfoque obrigatório é não tornar o termo de consentimento um contrato de adesão, pois estaria desconfigurado perante uma situação jurídica, pois vista como uma relação consumerista. Para tal fim haverá de se socorrer o profissional de um contrato específico.

IX. desrespeitar ou permitir que seja desrespeitado o paciente;

A interpretação desse inciso não pode dissociar-se do entendimento aplicado ao artigo 5º, inciso III, que prescreve que a relação profissional paciente deve, obrigatoriamente, se processar em clima respeitoso e de cordialidade, e inciso XIII, que propõe que o direito em foco objetiva preservar a própria situação de intimidade, como um bem juridicamente tutelado, de valor moral e espiritual, qualificado como direito da personalidade de ordem moral (patrimônio moral da pessoa, cujo dano é também de ordem moral).

A Constituição Federal de 1988, (art. 1º, III, bem como o art. 60, § 4º, inciso III) ao dispor sobre a dignidade da pessoa humana e os direitos e as garantias individuais como fundamento do nosso Estado Democrático de Direito reconheceu que é o Estado que existe em função da pessoa humana, e não o contrário.

Como proteção do indivíduo diante do nivelamento social da democracia de massas, ganha relevância, no cenário jurídico, a proteção da intimidade. Sai de cena a teoria das pessoas e começa a emergir a teoria da personalidade.

X. adotar novas técnicas ou materiais que não tenham efetiva comprovação científica;

O Consultório não é local adequado para experimentos!

Retornamos ao tema do Consentimento Informado, necessário a tal procedimento clínico, sob as penas da lei. Esse documento deve conter de forma descritiva os procedimentos, riscos e benefícios da terapêutica fornecidos ao paciente durante o processo de informação, que deve ser devidamente assinado, fazendo assim, prova documental do cumprimento do "dever de informar".

XI. fornecer atestado que não corresponda à veracidade dos fatos ou dos quais não tenha participado;

A emissão de atestado falso é prática condenável do ponto de vista ético e moral, porquanto depõe contra a integridade de toda classe odontológica; mesmo o cidadão que venha a beneficiar-se com o emprego desse documento ilegal causando prejuízo a outrem, seu empregador, por exemplo, ou furtando-se a cumprir compromisso escolar ou com a Justiça faz, certamente, um juízo negativo de quem lhe forneceu tal documento e dos demais integrantes daquela categoria profissional.

O enquadramento dessa irregularidade como infração ética é, portanto, perfeitamente compreensível.

Ademais, também o Código Penal Brasileiro prevê penalidade para essa ocorrência e aqui vale destacar a seguinte curiosidade:

Esse código estipula para o médico que emite atestado falso a **pena de detenção de um mês a um ano** e, **caso** o mesmo **tenha obtido lucro com esse ato, também multa** (artigo 302 e parágrafo único).

Esse artigo não enquadra o cirurgião-dentista que emite atestado falso. No ano de 1940, encontrava-se em vigor o Decreto nº 20.931, de 11 de janeiro de 1932.[3] Esse decreto "regulava e fiscalizava o exercício da medicina, da odontologia, da medicina veterinária e das profissões de farmacêutico, parteira e enfermeira", e em seu artigo 6º determinava que "*Os médicos e os cirurgiões-dentistas são obrigados a notificar no primeiro trimestre de cada ano, à autoridade sanitária da localidade onde clínicarem ou, em sua falta, à autoridade policial, a sede dos seus consultórios ou residências, a fim de serem organizados o cadastro médico e o cadastro odontológico local*".

O decreto deixa claro que a profissão de cirurgião-dentista era por ele regulamentada e, embora houvesse a "vedação" ao médico de "firmar atestados sem praticar os atos profissionais que os justifiquem" (art. 16, alínea "e"), não havia nenhuma menção, em nenhum de seus artigos, à emissão de atestado "pelo cirurgião-dentista".

A omissão persistiu no texto do Código Penal Brasileiro que, como já foi mencionado, foi editado em 1940.

Devido a esse lapso do legislador, o cirurgião-dentista que comete essa falta vê-se enquadrado no "crime de falsidade ideológica" (artigo 299 do CPB), ficando sujeito à **pena de reclusão de um a cinco anos e multa**, se o documento é público, e reclusão de um a três anos e multa, se particular.

O cirurgião-dentista pode receber pena mais severa que a do médico, neste caso.

No entanto, entendemos que a interpretação do texto prometido aos médicos não deve ter a interpretação taxativa literal, mas como ato médico ou ato clínico, prestados pelos profissionais da saúde, aqueles que as leis ordinárias especificam como permitidos a firmar atestados, onde o cirurgião-dentista se enquadra pela Lei nº 5.081 de 1966, art. 6º, inciso III.

XII. iniciar qualquer procedimento ou tratamento odontológico sem o consentimento prévio do paciente ou do seu responsável legal, exceto em casos de urgência ou emergência.

O direito de o paciente decidir não deve ser negado estando ele já esclarecido sobre os tratamentos a que será submetido, como vimos nos incisos anteriores, principalmente considerando que poderão ocorrer consequências permanentes, mesmo com possibilidade de que a decisão compartilhada, que também não está isenta de erros, venha a ser pior do que a decisão puramente técnica. Assim, o profissional cumpriu os deveres éticos e de conduta clínica desejáveis, somente lhe restando a atribuição de eventual erro por intervenções impróprias ou para as quais não esteja habilitado.

Ressaltemos, todavia, que a escolha pelo tratamento, embora do paciente, deve obedecer uma linha de opções fornecidas pelo profissional, nunca a sugerida pelo paciente que, embora tenha a livre escolha, não reúne capacidade técnico-científica para indicar ao cirurgião-dentista a linha de procedimentos. Restará ao profissional a inteira responsabilidade de aderir à escolha do paciente, caso não esteja inclusa nas opções técnicas ofertadas.

Com tal proceder, estarão evitando os vícios legais, que são os mesmos que atingem os atos jurídicos em geral, como a ignorância do paciente, em que há ausência de conhecimento sobre o objeto da decisão.

Obter a concordância do paciente à adoção de qualquer prática odontológica constitui dever ético do cirurgião-dentista. Contudo, lembramos, a concordância é revogável a qualquer tempo, quando então há a interrupção da intervenção, sob isenção do profissional.

A concordância informada é direito do paciente e inerente à sua personalidade, determinando sua autonomia sobre a integridade física e psicológica, sendo o poder de decidir de forma esclarecida sobre o tratamento ou diagnóstico clínico odontológico.

O Código de Proteção e Defesa do Consumidor, em seu artigo 39, VI, veda ao prestador de serviço "executar serviços sem a prévia elaboração de orçamento e autorização expressa do consumidor, ressalvados os decorrentes de práticas anteriores entre as partes", e o artigo 40, afirma que "o fornecedor de serviços será obrigado a entregar ao consumidor orçamento prévio discriminando o valor da mão-de-obra, dos materiais e dos equipamentos a serem empregados, as condições de pagamento, bem como as datas de início e término dos serviços".

O atual Código Civil consagrou, nos artigos 13 e 15, o princípio da autonomia e da disposição sobre o próprio corpo, que se efetivam pelo exercício da concordância informada.

Por outro lado, a concordância pode ser presumida, contudo, não a aconselhamos, pois, que se será relevante desde que em benefício do próprio paciente, nunca do profissional e tomado de acordo com históricos de concordância para outras situações idênticas.

Como vimos, as responsabilidades dos profissionais estão elencadas em duas distintas áreas, a de cunho ético-administrativa – apurada pelos Conselhos Regionais de Odontologia e Conselho Federal de Odontologia, como órgãos fiscalizadores e regulamentadores da atividade técnico-profissional cujas infrações, salvo raras exceções, ordinariamente não sofrem ingerência do judiciário –, e as que são promovidas no próprio judiciário por configurarem ilícitos civis ou penais.

Seção II – com a equipe de saúde

Art. 8º. No relacionamento entre os membros da equipe de saúde serão mantidos o respeito, a lealdade e a colaboração técnico-científica.

O respeito existente dentro da equipe, além de importante por humanizar a relação entre os profissionais, reflete-se no atendimento provido ao paciente, fazendo com que este também seja respeitado.[19]

Será sempre importante frisar que as relações ora estabelecidas se inferem nas espécies, intraequipe e ultraequipe, portanto, tanto dentro da equipe de trabalho e, com outros profissionais externos, cujas relações se prendem ao aspecto ético.

Art. 9º. Constitui infração ética:
I. desviar paciente de colega;

Típico ato desleal é reprovado em todas as categorias profissionais. A simples indicação do paciente por terceiro cirurgião-dentista para outro cirurgião-dentista configura desvio de cliente, infração ética tipificada no inciso I.

Não podemos deixar de tecer um breve comentário sobre a "responsabilidade técnica e social do cirurgião-dentista", pois o foco principal de sua atuação é sempre o usuário, não obstante, deve respeito aos princípios bioéticos de não lhe causar mal, ainda que pese sua autonomia e equidade. Portanto, sem nenhuma dúvida, a função da equipe de saúde é proporcionar tratamentos de qualidade a seus pacientes, e é com essa visão que prestadores e auditores devem trabalhar em conjunto.

Como reencaminhar um paciente portador de caso grave, que requeira cuidados especializados por profissional habilitado, com terapêutica de risco, sem incorrer em infração ética?

A primeira questão já se pacifica com a própria gravidade do quadro, então o cirurgião-dentista que atuando em caso específico, encaminhado por colega, ao se deparar com esse tipo de quadro clínico, tem e deve reencaminhar o paciente a um especialista, face à gravidade encontrada. Com tal atitude não seria de se imputar infração ética, neste caso, o reencaminhamento para um especialista em pacientes com necessidades especiais deve ser entendido como ato de responsabilidade. Contudo, deve o cirurgião-dentista documentar devidamente o caso e suas razões, noticiar o fato ao colega que lhe encaminhou o paciente e elaborar sucinto e breve relato ao colega para o qual se está dirigindo o caso.

II. assumir emprego ou função sucedendo o profissional demitido ou afastado em represália por atitude de defesa de movimento legítimo da categoria ou da aplicação deste código de ética;

Este inciso torna Obrigatória a solidariedade ao colega que assume atitude em defesa do conjunto da classe; assim respalda-se quem queira valer-se dos direitos previstos no artigo 3º incisos IV e VI, e cumprir com os deveres previstos no artigo 5º incisos II, V, XI, XIV e XV, deste código.

Convém separarmos os conceitos diferenciadores entre Ética, Moral e Direito. Estas três áreas de conhecimento se distinguem, porém têm grandes vínculos e até mesmo algumas sobreposições.

Tanto a Moral como o Direito baseiam-se em regras que visam estabelecer certa previsibilidade para as ações humanas. Também ambas se diferenciam.

A Moral estabelece regras que são assumidas pela pessoa, como uma forma de garantir o seu bem viver. A Moral independe das fronteiras geográficas e garante uma identidade entre pessoas que sequer se conhecem, mas utilizam esse mesmo referencial moral comum.

O Direito busca estabelecer o regramento de uma sociedade delimitada pelas fronteiras do Estado. Já encontramos autores que afirmam que o Direito é um subconjunto da Moral.

E a Ética? – É ela o estudo geral do que é bom ou mau, correto ou incorreto, justo ou injusto, adequado ou inadequado. Um dos objetivos da Ética é a busca de justificativas para as regras propostas pela Moral e pelo Direito. Ela é diferente de ambos – Moral e Direito –, pois não estabelece regras. Essa reflexão sobre a ação humana é que caracteriza a Ética.

Portanto, é dever e obrigação do cirurgião-dentista relacionar-se com a classe dentro desses princípios norteadores, tendo como objetivo a sociedade à qual pertence, dentro de seus interesses e das limitações legais do trinômio ética-moral-direito.

III. praticar ou permitir que se pratique concorrência desleal;

Esse ato promove a desarmonia na classe. É ato ilegal previsto na Lei nº 5.081/66, em seu artigo 7º, alínea "g".

É evidente que tal premissa limitativa encontra especialidade quando um profissional desenvolve técnicas de divulgação, promoção ou chamamento de clientela, ignorando os princípios da qualidade/responsabilidade, como prática de conquistar mercado (clientes), ou seja, essencialmente, a concorrência desleal ocorre quando um cirurgião-dentista, visando puramente o aumento de sua clientela, prejudica outros profissionais que se disponibilizam no mesmo mercado.

Podemos então concluir que será assegurado pelo Direito, as proibições de práticas de concorrência ilícita, as repudiadas pelo Direito, especialmente as contidas na Lei nº 5.081/66, no intuito de prestigiar a livre iniciativa. A desleal e a perpetrada com abuso de poder, já que a primeira envolve apenas os interesses particulares dos profissionais concorrentes e a segunda, compromete as estruturas do livre mercado, são proibidas pelo presente código.

É importante ressaltar que não se confunde tal premissa com a ordem consumeirista, esta trata exclusivamente da relação do profissional com o mercado, no entanto, o que se quer preservar e disciplinar é a relação entre os profissionais da categoria. Encontra o ilícito penal pelo cometimento tipificado dessa infração as prevenções da Lei nº 5.081/66, em seu artigo 7º, inciso "g", como também a prática ilícita da concorrência desleal, tipificado na Lei de Propriedade Intelectual (9.279/96, art. 195):

"Art. 195. Comete crime de concorrência desleal quem:

(...)

III. ***emprega meio fraudulento, para desviar, em proveito próprio ou alheio, clientela de outrem;***

Pena - detenção, de 3 (três) meses a 1 (um) ano, ou multa."

Permitimo-nos colacionar nosso entendimento de que há, dentro do mesmo princípio, a especificidade da *concorrência desleal genérica*, da qual encontramos seus contornos jurídicos descritos no art. 209 da Lei de Propriedade Intelectual (9.279/96):

"Art. 209. Fica ressalvado ao prejudicado o direito de haver perdas e danos em ressarcimento de prejuízos causados por atos de violação de direitos de propriedade industrial e ***atos de concorrência desleal não previstos nesta Lei, tendentes a prejudicar a reputação ou os negócios alheios, a criar confusão entre estabelecimentos comerciais, industriais ou prestadores de serviço, ou entre os produtos e serviços postos no comércio****."*

IV. ser conivente em erros técnicos ou infrações éticas, ou com o exercício irregular ou ilegal da Odontologia;

A conivência faz do que a adota corresponsável.

Convém arrancarmos no tema ilustrando as condições necessárias para o exercício das profissões da saúde, segundo a Lei nº 6.347, de 20 de agosto de 1977, que dispõe sobre as infrações à legislação sanitária federal, nos termos do art. 10: São infrações sanitárias: "XXV – *exercer profissões e ocupações relacionadas com a saúde sem a necessária habilitação legal: Pena interdição ou multa. XXVI – cometer o exercício de encargos relacionados com a promoção, a proteção e a recuperação da saúde a pessoas sem a necessária habilitação. Pena: interdição e/ou multa"*.

A questão não é tão branda como possa parecer.

O Direito Penal Brasileiro estabelece o princípio segundo o qual quem, de qualquer modo, concorre para o crime incide nas penas a ele cominadas.

A conivência consiste em omitir voluntariamente o fato impeditivo da prática da infração, ou a informação à autoridade pública, ou ainda pode-se falar em conivência posterior à prática do crime, caso em que o sujeito, tomando conhecimento de um delito já praticado, não dá a *notitia criminis* à autoridade pública.

Preservar o conceito e o bom desempenho profissional é preocupação do Código de Ética Odontológica, que lhe impõe o dever de reportar ao Conselho Regional do qual faça parte, sobre atos que impliquem ação ou omissão técnica de seus profissionais, sob pena de incorrerem em infração **ética disciplinar**.

Por outro lado, o cirurgião-dentista tem o "dever" de denunciar ao Conselho ou à autoridade competente o exercício ilegal da profissão. Diz-nos a Lei das Contravenções Penais (Lei nº 3.688/1941), em seu artigo 66, *in verbis*:

Omissão de comunicação de crime

Art. 66. Deixar de comunicar à autoridade competente:

(...)

II - crime de ação pública, de que teve conhecimento no exercício da medicina ou de outra profissão sanitária, desde que a ação penal não dependa de representação e a comunicação não exponha o cliente a procedimento criminal.

Com isso estabelece o artigo 66, da Lei das Contravenções Penais, que o cirurgião-dentista tem de comunicar "à autoridade competente" os crimes sujeitos à ação penal pública incondicionada.

Assim, nos termos do artigo 5º, *caput*, incisos I e II, e § 4º, do Código de Processo Penal:

"Nos crimes de ação pública o inquérito policial será iniciado:

I - De ofício

II - Mediante requisição da autoridade judiciária ou do Ministério Público, ou a requerimento do ofendido ou de quem tiver qualidade para representá-lo."

De toda sorte não pode o cirurgião-dentista deixar de defender os interesses coletivos de sua categoria, omitindo à autoridade competente fato delitivo de que tenha conhecimento, para o devido procedimento investigatório e repressivo, ao comando do Ministério Público, sendo ele motivado por denúncia direta ou através de seu conselho de classe.

V. negar, injustificadamente, colaboração técnica de emergência ou serviços profissionais a colega;

A colaboração entre os colegas é dever fundamental, contribui para a valorização da profissão.

Segundo o artigo 135 do Código Penal, a omissão de socorro consiste em:

"Deixar de prestar assistência, quando possível fazê-lo sem risco pessoal, à criança abandonada ou extraviada, ou à pessoa inválida ou ferida, em desamparo ou em grave e iminente perigo; não pedir, nesses casos, o socorro da autoridade pública".

Pena - detenção de 1 (um) a 6 (seis) meses, ou multa.

Parágrafo único: A pena é aumentada de metade, se da omissão resulta lesão corporal de natureza grave, e triplicada, se resulta em morte.

Portanto, quando, deliberadamente, no caso de recorrido por outro cirurgião-dentista, deixar de emprestar-lhe a colaboração técnica buscada, comete o profissional que se nega ou omite o socorro um ilícito penal já punível pela lei penal, independentemente das sanções administrativas que lhe serão impostas pelo Conselho Regional de Odontologia.

VI. criticar erro técnico-científico de colega ausente, salvo por meio de representação ao Conselho Regional;

Esse tipo de crítica depõe contra toda a classe, inclusive contra o seu autor.

Havendo fundamento na observação do erro, para não incorrer no previsto no inciso IV e em defesa de "legítimo interesse da classe", o correto é "comunicar formalmente" o Conselho Regional, como estabelece o artigo 4º.

Com relação à comunicação (denúncia) de erro ou infração ética, convém que o autor da denúncia o faça **formalmente**, isto é, por escrito e identificando-se, pois não há motivo para o anonimato que, aliás, é "vedado" pela Constituição Brasileira de 1.988: Capítulo I – Dos direitos e deveres individuais e coletivos Art. 5º, inc. IV. "é livre a manifestação do pensamento, sendo vedado o anonimato".

VII. explorar colega nas relações de emprego ou quando compartilhar honorários;

Honestidade, espírito de corpo, defesa da classe, valorização do profissional e solidariedade são termos que cabem nesse preceito ético.

Obter retorno financeiro sobre o seu investimento é possível, mesmo remunerando o trabalho do colega adequadamente.

O que não se pode admitir é a falta ética pela exploração da relação laboral, subtraindo do colega seus direitos laborais, vínculo laboral sem registro ou dissimulado em forma de contratos muitas vezes mal redigidos e contrários à forma legal.

VIII. ceder consultório ou laboratório, sem observância da legislação pertinente;

Além de antiético tem implicações legais, pois responde o profissional proprietário pelas consequências de tal concessão, incluindo nelas as de cunho trabalhista, técnico e os decorrentes da lei em relação às obrigações civis e criminais, como responsável direto pela cessão imprópria.

A saber, o proprietário é presumido como guardião da coisa, assim, ocorrendo fato danoso, contra ele ergue-se a presunção de culpa que pode alcançar a imputação de dolo, quando conhecia a circunstância da ilegalidade do ato ou de quem presumidamente o assume sem os requisitos legais.

No caso do detentor autorizado, ou *stricto sensu*, cumpre analisar os termos do contrato, ou a qualificação jurídica, visando determinar os direitos que foram transmitidos ao contratante. Mas, no caso de preposição, o comitente permanecendo com o poder de comando, é este o responsável pelo dano dela oriundo. Portanto, recomendamos que a cessão pura e simples de consultório, se de forma contratada, não importando se de forma gratuita (comodato) ou arrendada, vale frisar que o comando legal deve ser requerido para se evitar as desastrosas consequências sejam elas de ordem ética e funcional ou de ordem civil ou criminal.

IX. utilizar-se de serviços prestados por profissionais não habilitados legalmente ou por profissionais da área odontológica, não regularmente inscritos no Conselho Regional de sua jurisdição.

É a necessidade do zelo pela prática legal e ética da Odontologia.

Descreve-se tal infração ética como "caso de manifesta gravidade" (art. 42, inc. II) justificando o agravamento das penas disciplinares previstas no artigo 40, por "ensejar ou acobertar" o exercício de qualquer das profissões regulamentadas pelo Conselho Federal – cirurgião-dentista[5] e TPD (Lei nº 6710/79 e Dec. nº 87689/79) – por pessoas físicas ou jurídicas:

- não habilitadas, isto é, sem formação;
- não inscritas no Conselho Regional da jurisdição em que atua.

A condição a que se submete o cirurgião-dentista que desrespeitar o presente inciso será a de consentir e acobertar o exercício ilegal da profissão, incorrendo na prática do ilícito penal tipificado e concorrendo na imputabilidade da sanção cabida, ético-disciplinar ou civil e criminal.

7. Do Sigilo e do Segredo Profissional – Artigo 10

Capítulo VI
Do Sigilo Profissional

Art. 10. Constitui infração ética:
I. revelar, sem justa causa, fato sigiloso de que tenha conhecimento em razão do exercício de sua profissão;

Código Penal Brasileiro – Violação do segredo profissional

Art. 154. Revelar alguém, sem justa causa, segredo, de que tem ciência em razão de função, ministério, ofício ou profissão, e cuja revelação possa produzir dano a outrem:

Pena - detenção, de três meses a um ano, ou multa.

Parágrafo único - Somente se procede mediante representação.

Chamamos a atenção de que a norma jurídica especifica: "possa produzir dano a outrem", assim, a simples possibilidade de a quebra do sigilo profissional causar dano a outrem é caracterizadora do tipo penal – fato típico penal – ocasionando o enquadramento do violador do sigilo no ilícito penal tipificado na norma, com as repercussões legais cabíveis ao evento.

O sigilo profissional é dever inerente ao desempenho da profissão, caracterizando, sua violação, infração ética, penal e mesmo cível. Na área do Direito Civil é cabível, juridicamente, a responsabilização – reparação – caso haja dano material ou moral ao paciente que tiver seus dados clínicos tornados públicos.

Como embasamento legal cabe citar, primordialmente, o comando constitucional de nossa Carta Magna, a Constituição Federal de 1988, que no inciso X, do seu artigo 5º, determina: *X. são invioláveis a intimidade, a vida privada a honra e a imagem das pessoas, assegurado o direito à indenização pelo dano material ou moral decorrente de sua violação.* A *intimidade*, pois, do paciente nunca pode ser violada – nunca pode ser tornada pública.

Vemos que também impõe o sigilo profissional o Código Civil Brasileiro, que determina em seu artigo 229, no inciso I, que diz:

Ninguém pode ser obrigado a depor sobre fato:

I. A cujo respeito, por estado ou profissão, deva guardar segredo.

Pelo mesmo diapasão vai o Código de Processo Civil – CPC – quando trata do tema. Primeiro, dispõe em seu artigo 347:

"A parte não é obrigada a depor de fatos:
(...)
II. a cujo respeito, por estado ou profissão, deva guardar sigilo.".

Em segundo lugar, em seu artigo 363, o CPC determina:

"A parte e o terceiro se escusam de exibir, em juízo, o documento ou a coisa:
(...)
III. se a publicidade do documento redundar em desonra à parte ou ao terceiro, bem como a seus parentes consanguíneos ou afins até o terceiro grau; ou lhes representar perigo de ação penal;
IV. se a exibição acarretar a divulgação de fatos, a cujo respeito, por estado ou profissão, devam guardar segredo".

E, em terceiro lugar, no seu artigo 406, o CPC nos diz:

"A testemunha não é obrigada a depor de fatos:
(...)
II. a cujo respeito, por estado ou profissão, deva guardar sigilo".

Portanto, no processo civil, tanto as partes – litigantes –, testemunhas, como terceiros, no caso do cirurgião-dentista, por "profissão" estão desobrigados de testemunhar revelando dados do paciente, ou seja, violando o segredo profissional.

II. negligenciar na orientação de seus colaboradores quanto ao sigilo profissional;

O profissional proprietário de clínica ou consultório odontológico, o responsável técnico e os profissionais que prestam serviços nesse local são igualmente responsáveis pelas infrações cometidas pelo pessoal auxiliar sob sua responsabilidade. Portanto, é imperativo que os colaboradores sejam corretamente orientados.

A palavra "responsabilidade" tem sua origem no verbo latino *respondere*, que significa obrigação que alguém tem de assumir as consequências jurídicas de sua atividade, contendo, ainda, a raiz latina de *spondeo*, fórmula através da qual se vinculava, no direito romano, o devedor nos contratos verbais.

Portanto, obrigação, por parte de alguém, de responder por alguma coisa resultante de negócio jurídico ou de ato ilícito. Assim, de forma jurídica, tanto no Direito Civil - responsabilidade civil - quanto no Direito Penal - responsabilidade criminal.

A diferença entre responsabilidades civil e criminal está em que esta impõe o cumprimento da pena estabelecida em lei, enquanto a primeira acarreta a indenização do dano causado.

A responsabilidade civil, para ser caracterizada, impõe a ocorrência de 3 (três) fatos ou circunstâncias, indispensáveis simultaneamente, sem os quais não há como se falar na aplicação de sanção.

Esses pressupostos são os seguintes:

a) ação ou omissão;

b) dano;

c) elo de causalidade entre ação/omissão e dano.

Portanto, se faz necessário a ocorrência de um ato humano do próprio responsável, através de um terceiro ou de um terceiro sob vínculo com o responsável, afastando-se, de logo, a responsabilidade por danos causados em razão de caso fortuito (algo que não poderia ser previsto) ou força maior (algo que, mesmo que pudesse ser previsto, seria inevitável).

Já o dano tem de ser efetivo, seja na esfera do patrimônio material, seja no campo dos danos morais (ou extrapatrimoniais, como prefere denominar uma parte da doutrina moderna). Não há como se responsabilizar civilmente uma pessoa sem a prova real e concreta de uma lesão certa a determinado bem ou interesse jurídico.

Então, o que nos parece óbvio, é imprescindível a prova do elo de causalidade entre o dano e a ação/omissão.

Vejamos agora a questão da responsabilidade penal ou criminal; em que o agente deve sofrer a aplicação de uma cominação legal, que pode ser privativa de liberdade (prisão), restritiva de direitos (serviços à comunidade) ou mesmo pecuniária (multa).

A pena, pelo cometimento do ilícito, corresponde à submissão pessoal e física do agente para restauração da normalidade social violada com o delito, pois o "princípio que governa toda essa matéria é o do *neminem laedere* - um dos princípios gerais do direito - consoante o qual "a ninguém se deve lesar".

Deixamos claro, contudo, que tal violação de direito deve decorrer de fatos juridicamente qualificados como ilícito ou, em outras palavras, como não desejado pelo Direito, pois praticado em ofensa à ordem jurídica, **violando direito subjetivo individual**.

O agente causador do dano deve ter demonstrado atuar com negligência ou imprudência, conforme previsão doutrinária, como sugere a primeira parte do art.

159 do Código Civil ("Art. 159. Aquele que, por ação ou omissão voluntária, negligência, ou imprudência, violar direito, ou causar prejuízo a outrem, fica obrigado a reparar o dano").

Por outro lado, verificamos que a obrigação de indenizar (reparar o dano) é a consequência juridicamente lógica do ato ilícito, conforme se infere também dos arts. 1518 a 1532 do Código Civil, constante de seu Título VII ("Das obrigações por atos ilícitos").

Concluindo, por essas premissas resta perguntar: Qual a responsabilidade do empregador pelos atos de seus colaboradores?

A resposta a essa questão se encontra expressa na previsão legal dos arts. 1.521 e 1.523 do Código Civil brasileiro, que dispõem, *in verbis*:

"Art. 1521. São também responsáveis pela reparação civil:

III – O patrão, amo ou comitente, por seus empregados, serviçais e prepostos, no exercício do trabalho que lhes competir, ou por ocasião dele (art. 1.522);

Art. 1.523. Excetuadas as do art. 1.521, V, só serão responsáveis as pessoas enumeradas nesse e no art. 1.522, provando-se que elas concorreram para o dano por culpa, ou negligência de sua parte" (grifos do autor).

A redação do art. 1.523 demonstra que essa responsabilização independe do dolo específico do empregador, satisfazendo-se com a culpa (*in vigilando*, quando decorre da falta de atenção com o procedimento de outrem, ou *in eligendo*, quando decorre da má escolha do preposto), que, inclusive, engloba a negligência, explicitada no aludido dispositivo.

Arrematando o entendimento, vale registrar a "Súmula 341" do Supremo Tribunal Federal que estabelece a regra da culpa do patrão: "É presumida a culpa do patrão ou comitente pelo ato culposo do empregado ou preposto".

III. fazer referências a casos clínicos identificáveis, exibir pacientes ou seus retratos em anúncios profissionais ou na divulgação de assuntos odontológicos em programas de rádio, televisão ou cinema, e em artigos, entrevistas ou reportagens em jornais, revistas ou outras publicações legais, salvo se autorizado pelo paciente ou responsável;

A Lei nº 5.081/66, em seu artigo 7º, alínea "a", veda ao cirurgião-dentista "expor em público trabalho odontológico", e a alínea "f", "divulgar benefícios recebidos de clientes". Dessa forma, mesmo dispondo de autorização do paciente, deve-se tomar o máximo cuidado com tal tipo de divulgação. Deve-se também estar atento ao "direito de uso da imagem" das pessoas envolvidas.

O direito à própria imagem é inerente ao homem. Cada pessoa pode dispor de sua imagem a seu critério podendo, inclusive, auferir proveitos econômicos pelo uso desta. Por outro lado, a utilização da imagem de uma pessoa sem o seu consentimento tem implicações jurídicas, pela violação ao direito de imagem.

Assim é o comando constitucional de nossa Carta Magna, como já visto anteriormente, a Constituição Federal de 1988, que no inciso X, do seu artigo 5º, determina: "X. *são invioláveis a intimidade, a vida privada, a honra e a imagem das pessoas, assegurado o direito à indenização pelo dano material ou moral decorrente de sua violação*". A "intimidade", pois, do paciente nunca pode ser violada – nem nunca pode ser tornada pública, salvo se por consentimento prévio e expresso deste.

§ 1º. Compreende-se como justa causa, principalmente:

a) notificação compulsória de doença;

As doenças de notificação compulsória estão relacionadas na Lei nº Federal 6.259, de 30 de outubro de 1975, e na portaria do Ministério da Saúde nº 33, de 14 de julho de 2005. Além disso, cada Estado e cada Município, por meio de legislação própria, pode acrescentar outras entendidas como de interesse para o seu território.

Os profissionais de saúde, que atuam no setor público ou privado, devem ter conhecimento dessa relação e, face a diagnóstico ou suspeita de algumas das doenças, são "obrigados a comunicar", logicamente com discrição, à autoridade sanitária.

b) colaboração com a justiça nos casos previstos em lei;

Voltamos ao que determina, de forma inviolável, a Constituição Federal de 1988, em seu artigo 5º, inciso X. *são invioláveis a intimidade, a vida privada, a honra e a imagem das pessoas, assegurado o direito à indenização pelo dano material ou moral decorrente de sua violação*. Portanto, a "intimidade" do paciente, reiteramos, nunca pode ser violada – nunca pode ser tornada pública.

Para os casos do art. 269 do Código Penal, onde a comunicação de doença é compulsória, o dever do cirurgião-dentista restringe-se exclusivamente a comunicar o fato à autoridade competente, sendo proibida a remessa do seu prontuário.

Entretanto, havendo requisição judicial, na instrução de processo criminal, do conteúdo do prontuário ou da ficha clínica, o cirurgião-dentista poderá oferecer à avaliação do perito nomeado "vistas" dos documentos, exclusivamente atinentes ao caso, sob guarda e responsabilidade do profissional.

É necessário retratarmos a pertinência do assunto às vistas do Código Penal, pois sob o título "Violação do Segredo Profissional", em seu artigo 154, estabelece de forma clara e inequívoca: *"Revelar alguém, sem justa causa, segredo, de que tem ciência em razão de função, ministério, ofício ou profissão, e cuja revelação possa produzir dano a outrem"*. Eis que a simples possibilidade da quebra do sigilo por parte do cirurgião-dentista poderá causar o dano caracterizador do tipo penal – fato típico penal –, provocando o enquadramento do cirurgião-dentista (violador do sigilo profissional) no ilícito penal tipificado na norma, sujeitando-o às sanções legais cabíveis.

Excepciona-se, ao profissional, a imposição do dever de sigilo a causas contidas na Lei das Contravenções Penais (Lei nº 3.688/1941), em seu Capítulo VIII, **DAS CONTRAVENÇÕES REFERENTES À ADMINISTRAÇÃO PÚBLICA**, no inciso II, do seu artigo 66, que diz:

> ***"Omissão de comunicação de crime***
>
> *Art. 66. Deixar de comunicar à autoridade competente:*
>
> *(...)*
>
> *II - Crime de ação pública, de que teve conhecimento no exercício da medicina ou de outra profissão sanitária, desde que a ação penal não dependa de representação e a comunicação não exponha o cliente a procedimento criminal".*

Com tal dissertação, nos prescreve o artigo 66 supra que o cirurgião-dentista tem de comunicar à autoridade competente – Ministério Público – os crimes sujeitos à ação penal pública incondicionada, desde que não exponha o paciente, seu cliente, à procedimento criminal.

O Professor Paulo José Costa Júnior nos ensina em sua obra *Curso de Direito Penal:*[43] *"A ação penal é pública, quando promovida e movimentada pelo Ministério Público, que é o **dominus litis**. A ação penal pública é incondicionada quando, para promovê-la, o Ministério Público independe de qualquer manifestação de vontade".*

Portanto, a regra é: a ação penal pública é incondicionada. E, ao se tratar de ação pública condicionada, deverá haver menção expressa na Parte Especial.

Conclui-se que, para a ação penal ser pública condicionada, na Parte Especial do Código Penal brasileiro, no artigo que tipifica uma infração penal deve estar expresso se depende de representação ("solicitação, intenção") do ofendido - "vítima" - para ser impetrada a devida ação penal pública por parte do Ministério Público contra o agente - "autor" - do fato típico penal.

É válido, portanto, observarmos o que diz o artigo 5°, *caput*, incisos I e II, § 4º, do Código de Processo Penal:

"Nos crimes de ação pública, o inquérito policial será iniciado:
I - De ofício.
II - Mediante requisição da autoridade judiciária ou do Ministério Público, ou a requerimento do ofendido ou de quem tiver qualidade para representá-lo.
(...)
§ 4° O inquérito, nos crimes em que a ação pública depender de representação, não poderá sem ela ser iniciado".

Para melhor entendimento do quanto estabelecem as letras "a" e "b" do § 1º do inciso III, do artigo 10, como exemplo de ação penal pública incondicionada, nas quais o sigilo clínico deve ser violado, aquela em que o delito penal em julgamento é **omissão de socorro**, previsto no artigo 135, *caput*, do Código Penal, que diz: "*Deixar de prestar assistência, quando possível fazê-lo sem risco pessoal, à criança abandonada ou extraviada, ou à pessoa inválida ou ferida, ao desamparo ou em grave e iminente perigo; ou não pedir, nesses casos, o socorro da autoridade pública*". Também no caso de julgamento - ação penal pública incondicionada do cirurgião-dentista por **omissão de notificação de doença**, previsto no artigo 269, do nosso Código Penal, em letras: "Deixar o médico de denunciar à autoridade pública doença cuja notificação é compulsória" -, a quebra do sigilo é permitida. A doutrina e a jurisprudência brasileiras, em ambos os casos citados, **omissão de socorro** e **omissão de notificação de doença**, cuja notificação é obrigatória, têm entendimento dominante no mesmo sentido que esposamos.

Merecem também destaque as condições previstas no artigo 23 e incisos do Código Penal Brasileiro onde *"Não há crime quando o agente pratica o crime: I - em estado de necessidade; II - em legítima defesa; III - em estrito cumprimento do dever legal ou no exercício regular de direito"*, situações nas quais o cirurgião-dentista está desimpedido do dever de sigilo quanto aos dados de seu paciente. O **"estado de necessidade"**, quando evidente necessidade de defender interesse próprio ou de terceiros, afasta o ilegal - ampara o da ilicitude - do ato de violação do sigilo, ocorrendo o mesmo em condições do exercício da **"legítima defesa"** de um direito, também, próprio ou de terceiros, como no **"exercício regular de direito"**, que é o caso dos cirurgiões-dentistas peritos. Também no artigo 269 do Código Penal brasileiro, onde a comunicação de doença é compulsória, encontramos expresso o dever de comunicação aos órgãos competentes das doenças de notificação compulsória, nas quais se incluem, em determinadas circunstâncias, doenças profissionais, ou seja, o cirurgião-dentista estaria no **"estrito cumprimento do dever legal"**.

No tocante à colaboração com a justiça, nos casos previstos em Lei, deve sempre preservar o conteúdo da própria lei, assim haveremos de considerar o artigo 229, inciso I, do Código Civil Brasileiro que pontifica:

"Ninguém pode ser obrigado a depor sobre fato:
I - A cujo respeito, por estado ou profissão, deva guardar segredo".

Seguindo a mesma linha de razão, pontua o Código de Processo Civil - CPC - ao tratar da questão em seu artigo 347:

"A parte não é obrigada a depor de fatos:
(...)
II - A cujo respeito, por estado ou profissão, deva guardar sigilo".

Também em seu artigo 363, inciso IV:

"A parte e o terceiro se escusam de exibir, em juízo, o documento ou a coisa:
IV - Se a exibição acarretar a divulgação de fatos, a cujo respeito, por estado ou profissão, devam guardar segredo".

E, por fim, o artigo 406, também do Código de Processo Civil determina:

"A testemunha não é obrigada a depor de fatos:
II - A cujo respeito, por estado ou profissão, deva guardar sigilo".

Entendemos que tanto as partes ou testemunhas, sendo estas cirurgiões-dentistas, estão desobrigadas de quebrar ou violar o sigilo profissional do qual tenham conhecimento, em virtude da profissão.

No entanto, sem que se estabeleça regra geral, pode, a depender do estudo concreto, avaliada a indispensabilidade e a necessidade da apresentação serem fornecidas informações ao Juízo, ao entender o Magistrado, desde que não haja outros impedimentos legais e divulgação de dado confidencial do paciente, que deva ser protegido pelo sigilo profissional, por guarida legal ampla no Direito brasileiro.

Por fim, o sigilo profissional do cirurgião-dentista não deve ser entendido como absoluto, ele é relativo. A regra é hígida, consistente em leis, podendo se servir o profissional de medidas jurídicas como o mandado de segurança, e até mesmo do *habeas corpus*, para se defender de violar o sigilo profissional por imposição de qualquer autoridade, inclusive a judicial, pois não são elas a justificar a necessária justa causa, nem podem suplantar a norma legal do dever de sigilo. Inclusive já há decisão, em sede de *habeas corpus*, do Supremo Tribunal Federal e, em recurso especial, do Superior Tribunal de Justiça, protegendo o sigilo profissional do "médico".

c) perícia odontológica nos seus exatos limites;

Trata-se de um procedimento especial e específico de constatação da verdade material de um fato, a constatação técnica de uma prova ou de uma demonstração científica a respeito de um caso concreto sobre o qual se pretende obter um histórico cronológico de um ou vários procedimentos, suas consequências e ou derivações, e sobre o qual se pretende obter uma verdade.

Para o desenvolvimento do trabalho de perícia, muitas vezes, se torna necessário quebrar o sigilo profissional. Isso não significa a "divulgação" do fato sigiloso para estranhos ao processo, que transcorre em segredo de justiça por decisão de autoridade judiciária ou por designação do Conselho.[15]

Os peritos podem ser oficiais, odonto-legistas ou criminais, ou peritos não oficiais, aqueles que, pelo saber notório e credibilidade, podem concluir cientificamente sobre a materialidade de um fato a pedido da autoridade, administrativa ou judiciária.

O perito não pode, injustificadamente, esquivar-se ao encargo para o qual é designado, sob pena de lhe serem impostas as sanções previstas em lei. Pode, em contrapartida, estar impedido de atuar, por qualquer das seguintes razões: (a) pelos mesmos motivos que impedem o juiz de exercer jurisdição em um processo ou que levantem suspeição contra sua pessoa; (b) e pela interdição de direitos mencionados nos incisos I e IV do artigo 69 do Código Penal, ou seja, pela incapacidade temporária para investidura em função pública ou pela incapacidade temporária para profissão ou atividade, cujo exercício depende de habilitação especial, ou de licença ou autorização do poder público, os que tiverem prestado depoimento ou opinado anteriormente sobre o objeto da perícia, bem como os analfabetos e os menores de 21 anos. A legislação concernente aos peritos, sua nomeação, atuação, deveres, etc. está compreendida nos artigos 159 e 160, 178 a 182 e 275 a 280 do Código de Processo Penal, e nos artigos 138 (inciso III), 145 a 147 e 420 a 439 do Código de Processo Civil.

Deles se esperam pareceres, laudos periciais, relatórios ou mesmo depoimento oral sobre o que lhes fora requisitado.

d) estrita defesa de interesse legítimo dos profissionais inscritos;

Defesa do interesse individual ou coletivo como justificativa de revelação de fato sigiloso, que se teve ciência em virtude do exercício da profissão, que possa contribuir para elucidação, por exemplo, de acusação falsa a outro profissional. Não é justificável, em nome da obrigatoriedade do sigilo profissional, permitir-se que uma injustiça seja concretizada.

Tal assertiva deve sempre buscar os contornos do quanto já comentamos no artigo 10, § 1º, letra "b", no tocante aos aspectos que podem afastar o ato de divulgação como violação do sigilo profissional a merecer destaque as condições previstas no artigo 23 e incisos, do Código Penal Brasileiro onde:

Não há crime quando o agente pratica o crime:
I - em estado de necessidade;
II - em legítima defesa;
III - em estrito cumprimento do dever legal ou no exercício regular de direito.

Nessas situações, o cirurgião-dentista está desimpedido do dever de sigilo quanto aos dados de seu paciente. O "**estado de necessidade**", quando evidente necessidade de defender interesse próprio ou de terceiros, afasta o ilegal – ampara o da ilicitude –, do ato de violação do sigilo, ocorrendo o mesmo em condições do exercício da "**legítima defesa**" de um direito, também, próprio ou de terceiros, como no "**exercício regular de direito**", que é o caso dos cirurgiões-dentistas peritos.

e) revelação de fato sigiloso ao responsável pelo incapaz;

Situações muitas vezes embaraçosas; determinados fatos que podem ser revelados ao profissional pelo paciente menor de idade, ou percebidos pelo profissional, e que de alguma forma põem em risco a saúde ou a segurança do paciente menor ou até mesmo de outras pessoas, por uma questão de responsabilidade social, e diríamos até de solidariedade aos responsáveis, justificam a exceção, que, aliás, não foge à regra dos conceitos anteriores. É dever, no sentido de obrigação, que o profissional limite sua gestão clínica e social na pessoa do responsável pelo menor, sob pena de violação de direitos e da tutela legal do tutelado.

Sustentamos que a proteção jurídica no Direito Civil busca proteger a criança e o adolescente no exercício de seus direitos, conferindo-os aos seus pais ou responsáveis, dada a impossibilidade do exercício pessoal.

§ 2º. Não constitui quebra de sigilo profissional a declinação do tratamento empreendido, na cobrança judicial de honorários profissionais.

Para se requerer à autoridade judiciária que seja efetuada uma execução de honorários é necessário que se demonstre comprovadamente a origem da dívida. A forma de fazê-lo é descrevendo o trabalho realizado e juntando a essa descrição o contrato e, se necessário, os exames radiográficos, fotografias, modelos, etc., obtidos durante o atendimento. Ressaltamos que o exercício de cobrança de honorários profissionais não requer que sejam divulgados dados clínicos que se revistam de sigilo ou sejam confidenciais, que estabeleçam a relação técnica e nunca a relação comercial.

8. DOS HONORÁRIOS PROFISSIONAIS – ARTIGOS 11 A 13

CAPÍTULO VII
DOS HONORÁRIOS PROFISSIONAIS

Art. 11. Na fixação dos honorários profissionais, serão considerados:

Esse artigo aponta alguns fatores a serem considerados na definição do preço a cobrar pelo tratamento odontológico. Entendemos a proposta desse dispositivo como "orientadora" e não impositiva; esses elementos, pode-se observar, não constituem regramento e, sim, indicação, orientação do que deve ser levado em conta no processo de fixação de honorários. São os "considerandos" ditados pelo bom senso. A ponderação desses fatores é decisão particular do profissional, é ele que define o valor a ser atribuído a cada item.

A técnica de preço é prerrogativa do profissional, contudo, deve, sempre, preservar o interesse social, pois requer cautela na utilização de métodos científicos, materiais e técnica de tratamentos que são componentes indissociáveis da composição da sua remuneração. O preço não pode ser elemento único de opção por um profissional, tal escolha lhe desmereceria a competência e a capacidade.

A garimpagem de pacientes pelo menor preço estimula a concorrência predatória e até o indesejável, mas, lamentavelmente, frequente "mergulho" suicida de preços. O preço vil não interessa ao paciente. Resulta em trabalhos de baixa qualidade técnica com repercussões econômicas desastrosas ao paciente, o que interessa a este é a qualidade e a eficácia do tratamento, isso se prolonga no tempo e o impede de retrabalhos sucessivos e dispendiosos.

I. a condição socioeconômica do paciente e da comunidade;

A dosimetria e a ponderação na prática odontológica são requisitos fundamentais a construir um conceito da profissão. Assim, a condição de formação do preço é a componente obtida entre o tipo, a qualidade, a marca e o valor do material, o conceito do profissional, como valor agregado, o trabalho e a técnica, o tempo e os custos formadores da clientela, como local, área disponibilizada, acesso e outras facilidades. A condição social do paciente e a base econômica do lugar determinam os limites do que pode ser cobrado. Essa é a regra natural de mercado. Além de tais premissas é preciso que os valores atribuídos aos serviços e materiais estejam dentro de uma realidade ponderada do mercado local para a classe social a que se destina.

II. o conceito profissional;

O profissional pode, a seu critério e risco, ignorar ou relativizar a proposta anterior e considerar, antes de qualquer outro fator, seu prestígio corrente ou que deseja construir, o tamanho da sua carteira de pacientes, que classe social deseja servir. Essas são decisões pessoais, não podem ser impostas.

Tem sido erroneamente interpretado pela classe que o conceito profissional do cirurgião-dentista passa, prioritariamente, pela postura de marketing, divulgação, propaganda e massificados anúncios de preços e técnicas por meio da panfletagem, o que além de configurar falta de ética, reprimida pelo Código de Ética Odontológica, em nada contribui para a formação do conceito do profissional.

O elemento básico na construção do conceito é a competência e a eficácia profissional e a qualidade do tratamento oferecido. A qualidade é hoje estratégia competitiva, ponto de diferenciação.

O bom conceito profissional deve efetuar-se de uma forma justa, através da projeção do nome e da competência do cirurgião-dentista no exercício de sua atividade, e do respectivo reconhecimento pelos pacientes desse valor. Em outras palavras, é por meio de um exercício competente da sua profissão e do conhecimento de seu mérito pelos pacientes que sua conceituação deve se efetuar.

III. o costume do lugar;

Qual é o valor da saúde bucal para a comunidade? As pessoas, no geral, se preocupam com a preservação dos dentes?

IV. a complexidade do caso;

Os incisos IV ao IX tratam dos fatores técnicos que definem, em última instância, quanto esforço deverá o profissional despender para a resolução do caso: os conhecimentos e as habilidades necessárias para a boa execução, o tempo gasto, a qualidade e o custo do material a ser utilizado, os serviços auxiliares necessários (auxiliar para instrumentação, laboratório de prótese etc.), a "expectativa" e nunca a "certeza" de durabilidade, os riscos de agravo ou necessidade de repetição, de acordo com a natureza do serviço executado, e muitas outras ponderáveis.

V. o tempo utilizado no atendimento;
VI. o caráter de permanência, temporariedade ou eventualidade do trabalho;
VII. a circunstância em que tenha sido prestado o tratamento;
VIII. a cooperação do paciente durante o tratamento;
IX. o custo operacional;

Art. 12. Constitui infração ética:

Esse artigo trata das "vedações" com relação à cobrança de honorários profissionais.

I. oferecer serviços gratuitos a quem possa remunerá-los adequadamente;

Essa vedação tem origem na Lei nº 5.081/66 (art. 7º, alínea e), e se materializa de diversas formas. Não tem esse dispositivo a intenção de impedir o trabalho social, beneficente, pois este é louvável e tem, para a comunidade, reflexos muito positivos no conceito da classe odontológica.

Com essa vedação busca-se impedir a oferta de serviço gratuito com o fim de aliciamento de pacientes, prática muito comum encontrada em anúncios de colegas que oferecem "orçamento grátis e sem compromisso", "limpeza gratuita" para quem fizer qualquer tratamento, "pague apenas a manutenção" e ganhe o "aparelho ortodôntico", etc.

Busca-se também inibir esta prática com o fim de promoção pessoal ou com fins eleitoreiros.

II. oferecer seus serviços profissionais como prêmio em concurso de qualquer natureza;

Forma de promoção que caracteriza "aliciamento de pacientes", "promoção pessoal de forma indevida" e "concorrência desleal".

Os concorrentes desleais muitas vezes usam procedimentos antiéticos e desonestos perante a classe, fatos que denigrem a imagem da Odontologia desviando de forma fraudulenta clientes e causando prejuízos aos colegas concorrentes. Tais procedimentos, dentre outros, caracterizam crimes previstos na Lei nº 9.279/96, art. 195 (Lei da Propriedade Industrial), sujeitando o infrator às penalidades de natureza civil e penal.

III – empregar meio fraudulento, para desviar, em proveito próprio ou alheio, clientela de outrem;

Pena Detenção, de 3 (três) meses a 1 (um) ano, ou multa.

III. receber ou dar gratificação por encaminhamento de paciente;

Prática mercantilista das mais condenáveis, e muito grave. Ao incorrer nessa falta, cometem-se outras infrações, como:

- aliciamento de pacientes;
- ensejar a prática de infração ética;
- ser conivente com a prática de infração ética;
- concorrência desleal.

A consideração que tecemos referente ao presente inciso trata da concorrência desleal *genérica*, da qual encontramos contornos jurídicos descritos no art. 209 da Lei de Propriedade Intelectual (9.279/96):

"Art. 209. Fica ressalvado ao prejudicado o direito de haver perdas e danos em ressarcimento de prejuízos causados por atos de violação de direitos de propriedade industrial e ***atos de concorrência desleal não previstos nesta Lei, tendentes a prejudicar a reputação ou os negócios alheios, a criar confusão entre*** *estabelecimentos comerciais, industriais ou* ***prestadores de serviço****, ou entre os produtos e serviços postos no comércio."* (Grifos do autor.)

Portanto, identifica-se a concorrência desleal após análise dos meios empregados pelo profissional para conquistar mercado, ou seja, observando-se se os meios utilizados são condenáveis (enquadram-se nos tipos descritos no art. 195 e 209 da Lei de Propriedade Intelectual) ou não.

IV. instituir cobrança através de procedimento mercantilista;

A história nos dá conta, como elemento de reflexão, de que a política colonial mercantilista consistia em explorar a colônia ao máximo e impedir que se desenvolvesse nela qualquer atividade econômica que pudesse concorrer com a metrópole.

O Código de Ética Odontológica veda o procedimento mercantilista como maneira de se estabelecer uma clientela, portanto divulgar formas de parcelamentos, ou traçá-las com o objetivo de angariar pacientes, é reprovável e constitui infração ética punível na forma do Código de Processo Ético Odontológico, além de estabelecer uma concorrência desleal.

Atos mercantilistas são todos os que instituem o enriquecimento do autor de tais políticas, no crescimento de suas riquezas, em detrimento de toda a sociedade.

V. abusar da confiança do paciente submetendo-o a tratamento de custo inesperado;

Sempre que houver alguma ocorrência que motive a mudança, no todo ou em parte, do plano de tratamento acordado, o paciente deve ser informado e dar o seu consentimento expresso, por escrito, havendo ou não alteração nos custos iniciais.

A vedação refere-se ao "abuso de confiança"; não significa que o plano de tratamento não possa ser modificado e, sim, que essa mudança deve ser explicada ao paciente, com ele discutida, a fim de obter sua anuência.

O avanço nas relações jurídico/sociais vem ditando regras comportamentais cada vez mais atuais e representativas da própria evolução da cultura dos povos; o mesmo acontece com o profissional da Odontologia, na inter-relação com o paciente, portanto, a própria relação, estabelecida em fundamentos específicos como contratos, de qualquer natureza, registros, fichas, dados apontados e outros, formam um conteúdo de informações que se consubstanciam no dever de ficar devidamente esclarecido entre as partes, em razão de estar, dita relação, nos dias atuais, fundada no princípio da transparência e da própria vulnerabilidade do paciente, requerendo, incisivamente, que este dê seu consentimento informado como correspondência dessa relação.

Encontra-se nesse conteúdo de fundo contratual a própria relação estabelecida em bases de obrigações e deveres, recíprocos, razão suficiente para que a parte, ainda que leiga, tenha a real dimensão do tratamento, em linguagem clara e compatível com a compreensão do paciente, dos procedimentos, dos materiais, das cautelas e dos riscos, entre outros, que serão adotados e empregados no tratamento que, a partir daquele ponto, passa a estar convencionado. Ultrapassar tais limites representa abuso de confiança.

Permitimo-nos evidenciar que com essa atitude plenamente atendida, o profissional não se exime da obrigação moral de propor o tratamento adequado e necessário, sem abuso ou oportunismo.

VI. receber ou cobrar honorários complementares de paciente atendido em instituições públicas;

A caracterização da infração configura-se na cobrança de eventuais valores adicionais, dos pacientes, aos já pagos pelas instituições públicas que pode ser caracterizada, também, pelo crime de extorsão. A previsão é do Código Penal Brasileiro e vem assim redigida:

Art. 158. Constranger alguém, mediante violência ou grave ameaça, e com o intuito de obter para si ou para outrem indevida vantagem econômica, a fazer, tolerar que se faça ou deixe fazer alguma coisa:
Pena - reclusão, de 4 (quatro) a 10 (dez) anos, e multa.

Ressalte-se que a competência para apuração de tal crime é da Justiça Estadual, por não haver aos cofres públicos nenhum prejuízo, assim, a denúncia deve ser formulada pelo Ministério Público, em ação decorrente de inquérito policial junto à delegacia da polícia civil.

VII. receber ou cobrar remuneração adicional de paciente atendido sob convênio ou contrato;

Os incisos VI e VII têm a mesma natureza. São atos ilegais, isto é, são previstos em lei e passíveis de punição, estando aqui separados pelo fato de – quando cometidas no âmbito do serviço público –, as penas terem gradações mais severas que no âmbito privado. Mas em ambas as esferas são reprováveis e sujeitas às penalidades.

A lei penal, assim como o direito, visa proteger os bens jurídicos da ameaça de sofrerem lesões; por se tratar de crime formal, o delito consuma-se com a efetiva aplicação da cobrança indevida independentemente de seu efetivo recebimento.

No âmbito do serviço público, o crime é o de concussão, incurso nas sanções do art. 316 (concussão), c/c. o art. 327, ou mesmo com o artigo 71, quando continuado, todos do Código Penal Brasileiro.

Art. 316. Exigir, para si ou para outrem, direta ou indiretamente, ainda que fora da função ou antes de assumi-la, mas em razão dela, vantagem indevida:
Pena – reclusão, de 2 (dois) a 8 (oito) anos, e multa.

Art. 327 – Considera-se funcionário público, para os efeitos penais, quem, embora transitoriamente ou sem remuneração, exerce cargo, emprego ou função pública.

Por outro lado, configura-se hipótese de conduta (crime), prevista no artigo 171 do Código Penal, em se tratando de atividade privada. Tratando-se do delito de estelionato, para sua caracterização deve haver, de forma concomitante, a finalidade de se obter vantagem ilícita em prejuízo alheio, bem como a indução ou manutenção de alguém em erro com a utilização de meio fraudulento, pois tais fatores são elementares do tipo penal descrito. Basta a prova da materialidade e indícios da autoria e o ilícito está tipificado:

Art. 171. Obter, para si ou para outrem, vantagem ilícita, em prejuízo alheio, induzindo ou mantendo alguém em erro, mediante artifício, ardil, ou qualquer outro meio fraudulento:

Pena – reclusão, de 1 (um) a 5 (cinco) anos, e multa.

VIII. agenciar, aliciar ou desviar, por qualquer meio, paciente de instituição pública ou privada, para clínica particular.

Constitui forma de concorrência desleal e se subordina à mesma sorte daquelas, sendo, sobretudo falta ética grave.

O atual Código de Ética Odontológica deu maior amplitude a essa vedação, pois considera infração ética *desviar paciente de instituição tanto pública quanto privada*.

Art. 13. O cirurgião-dentista deve evitar o aviltamento, ou submeter-se a tal situação, inclusive por parte de convênios e credenciamentos, de valores dos serviços profissionais, não os fixando de forma irrisória ou inferior aos valores referenciais para procedimentos odontológicos.

Qualquer vínculo de relação de trabalho, seja ele laboral ou autônomo liberal, não deve se dar por vínculo de exploração, que somente será mantido pela parte que se submete frente à necessidade de se atuar e se estabelecer profissionalmente, rompendo códigos e normas de ambos os lados.

A maneira como o profissional cirurgião-dentista articula sua experiência e constrói sua visão de mundo depende, no entanto, do modo como está inserido na base produtiva e da configuração dessa base, especialmente se formada por outros cirurgiões-dentistas. Portanto, o ato lesivo e punível administrativamente serve para as duas partes. Aquele que, pela força do capital, da estrutura e da posição social, explora colega e o que se submete à exploração são igualmente punidos.

A partir da crise profissional que assola os cirurgiões-dentistas do Brasil, iniciada há uma década, houve um aumento da exploração do profissional dentista por outro profissional dentista ou por uma sociedade, empresa constituída ou não, e uma diminuição das condições de trabalho e menores salários.

A falta de registro de vínculo, a falta de contrato laboral ou de cessão de consultório, ou mesmo de um contrato de trabalho por percentual do resultado, são matérias puníveis pelas Leis Trabalhista, Civil e Criminal.

Essa pequena história, que apresentamos a seguir, ilustra bem a complexidade da questão tratada por este capítulo:

Os colegas cirurgiões-dentistas de uma pequena cidade do interior paulista – 15 mil habitantes, 10 profissionais –, há muito tempo, mas há muito tempo mesmo, antes da tal "economia de mercado", "da globalização," da, digamos, concorrência desleal, viviam em relativa harmonia, em relativa camaradagem. Até que um dia, um deles comentou com outro que não se conformava com o fato de nenhum deles cobrar pelas consultas para orçamento, porquanto em cidades maiores isso seria uma prática normal, inclusive, no Código de Ética Profissional constava que seria *infração ética* "não cobrar, pelos serviços, de quem pode pagar" e, sendo a consulta para avaliação de necessidades odontológicas uma prerrogativa do cirurgião-dentista, estariam, todos, infringindo o referido diploma, além de estarem declinando de rendimentos que àquela época já andava difícil.

Reunir os dez colegas foi muito fácil. Bastou marcar para um sábado à noite, pois todos trabalhavam o dia todo, um jogo de cartas acompanhado de um churrasquinho, cerveja e refrigerante, e apareceram todos com as respectivas esposas, namoradas e filhos – interessante, não havia uma única colega do sexo feminino – e o papo rolou solto. Todos muito contentes pelo acontecimento social e principalmente pelo espírito de união da classe.

Consenso? Que nada! Nem tinha o que discutir. Aliás, tinha sim! Qual seria o valor da consulta?! (Esse "churrasco-assembleia" foi muito antes da TABELA VRPO, que ja foi VRCC e que em sua versão original tinha o nome de "Tabela de Preços Mínimos", acredite se quiser.) Alguém propôs "um salário mínimo" argumentando, ante o assombro geral, que sendo eles os únicos dentistas em um raio de 50 quilômetros e, dado o quórum da reunião e muitíssimo unidos, a clientela teria de aceitar, mesmo que esperneando. Não colou... Outras propostas surgiram... Discutiu-se a valer... E, finalmente, prevaleceu a do "primo pobre": Metade do valor de uma consulta médica. O critério não foi técnico. Acontece que todos já estavam famintos e o churrasco, pronto, não dava para continuar. Foi só o tempo de um colega empolgado tomar a iniciativa de lavrar a *"Ata da 1ª Reunião dos Cirurgiões-Dentistas de Monte Azul"*, onde fez constar o nome e CRO dos presentes, das esposas, namoradas e filhos. Todos, mesmo sem entender por quê, assinaram, não sem antes confirmar presença para a próxima reunião que se daria após um mês.

O Valério, profissional bem informado, lera nas dicas de Marketing da *Seleções* – aquela do "Meu Tipo Inesquecível" – que o profissional liberal deve estar atento às oportunidades, deve encontrar formas de se diferenciar dos demais para ter sucesso. *Oportunidade + ser diferente.*

Segunda-feira. Primeiro dia útil após o evento. Em um local conhecido:

– *Carlos, acontece o seguinte: os colegas fizeram uma reunião e decidiram que todos iriam cobrar "orçamento", veja se pode! Só que de você eu não vou cobrar, não diga para ninguém. Se o pessoal ficar sabendo... hum!!! Vai ficar muito chato, certo?*

Grande lance!

O colega da ata...

No momento de sua lavratura, com os olhos marejados, tomado pela emoção facilitada pelas tantas "cervas" já ingeridas, sentindo-se o próprio "Caminha", imaginava-se numa plenária do Congressão da Classe alguns anos depois, explicando para a audiência embevecida e agradecida:

– Hoje nossa profissão vai de vento em popa, mas não foi sempre assim. A grande virada deu-se naquela data histórica, na longínqua Monte Azul, como relatado nesta ata.

Dezenas de cópias xerográficas estariam à disposição da imensa platéia. Daí a razão, não captada pelos outros na ocasião, de registrar a presença de todos, filhos inclusive, para que ninguém ficasse de fora da história.

... por via das dúvidas, ainda a tem guardada, nunca se sabe!

9. Das Especialidades – Artigos 14 a 17

Capítulo VIII
Das Especialidades

Art. 14. O exercício e o anúncio das especialidades em Odontologia obedecerão ao disposto neste capítulo e às normas do Conselho Federal.

O texto é de interpretação literal, não cabendo a ele ampliar o significado. O exercício e o anúncio de especialidade "deverão atender rigorosamente o quanto especificado".

Art. 15. O especialista, atendendo a paciente encaminhado por cirurgião-dentista, atuará somente na área de sua especialidade.

É comum o paciente, por comodidade ou empatia, solicitar ao especialista ou clínico geral que atua como tal, que efetue um ou outro tratamento, além do que motivou o encaminhamento e em outra área. O profissional tem por obrigação, e mais, por lealdade ao outro colega, não atender ao pedido e explicar ao paciente o motivo da recusa. Tratando-se de situação de emergência ou urgência, fazer contato com o colega que encaminhou o paciente, expor a situação e só então, com sua anuência, executar o serviço emergencial, reencaminhando o paciente com o relato do ocorrido e de sua intervenção.

Parágrafo único. Após o atendimento, o paciente será, com os informes pertinentes, restituído ao cirurgião-dentista que o encaminhou.

Realizada a intervenção solicitada, restituir o paciente ou, quando não houver necessidade, informar o cirurgião-dentista passando-lhe os dados que forem de seu interesse.

Art. 16. É vedado intitular-se especialista sem inscrição da especialidade no Conselho Regional.

O que habilita o especialista a anunciar sua especialidade é o fato de estar "inscrito no CRO" da região em que atua, como especialista naquela área; o diploma do curso de especialização capacita e habilita ao exercício da especialidade e não ao anúncio, por qualquer veículo de comunicação.

O artigo 307 do Código Penal Brasileiro versa sobre a matéria tipificando-a como crime contra a fé publica.

"Artigo 307: Atribuir-se ou atribuir a terceiro falsa identidade para obter vantagem, em proveito próprio ou alheio, ou para causar dano a outrem:

Pena - detenção, de três meses a um ano, ou multa, se o fato não constitui elemento de crime mais grave."

Nesse particular, não há de se confundir o exercício ilegal da profissão pela falta de formação de especialista registrada nos Conselhos, em razão de que o cirurgião-dentista tem a prerrogativa de atuar em todas as áreas da Odontologia que compuseram sua formação acadêmica, contudo, é vetado intitular-se especialista sem que lhe seja conferido o título e o registro efetivo da especialização junto aos Conselhos.

Por outro lado, a Lei das Contravenções Penais em seu artigo 47, assim especifica:

"Art. 47 - Exercer profissão ou atividade econômica ou anunciar que a exerce, sem preencher as condições a que por lei está subordinado o seu exercício:

Pena - prisão simples, de 15 (quinze) dias a 3 (três) meses, ou multa."

Art. 17. Para fins de diagnóstico e tratamento, o especialista poderá conferenciar com outros profissionais.

Nesse caso, os dados e os elementos referentes às necessidades odontológicas do paciente não estão sujeitas ao sigilo profissional, mesmo porque não se trata da "exposição do caso ou do paciente" ao público e, sim, de uma conferência de profissionais em caráter reservado.

10. DA ODONTOLOGIA HOSPITALAR – ARTIGOS 18 A 20

CAPÍTULO IX
DA ODONTOLOGIA HOSPITALAR

Art. 18. Compete ao cirurgião-dentista internar e assistir paciente em hospitais públicos e privados, com e sem caráter filantrópico, respeitadas as normas técnico-administrativas das instituições.

A partir do início de 2004, o Ministério da Saúde promoveu modificações no Sistema de Informações Hospitalares (SIH), do SUS, que viabilizaram garantir aos cirurgiões-dentistas o "direito de assinar a autorização de internação hospitalar (AIH).

O reconhecimento desse direito ainda não é pleno e algumas instituições resistem em acatá-lo. Assim, "a mobilização da categoria é essencial para assegurar esta conquista".[22]

A resolução CFO-179/91 de 19.12.1991 (CEO 1992) já continha a regulamentação ética da prática odontológica no âmbito hospitalar em seu Capítulo IX, artigos 16, 17 e 18. Os artigos 18, 19 e 20 desse Código (CEO 2003) mantiveram os dispositivos que estabelecem as regras a serem obedecidas nesses procedimentos, sendo elas:

- as normas técnico-administrativas das instituições hospitalares onde serão efetivados esses internamentos e as normas do Sistema Único de Saúde, obviamente;

Art. 19. As atividades odontológicas exercidas em hospital obedecerão às normas do Conselho Federal.

- as normas estabelecidas pelo CFO, incluídos os preceitos contidos neste código de ética;

Art. 20. Constitui infração ética, mesmo em ambiente hospitalar, executar intervenção cirúrgica fora do âmbito da Odontologia.

É também vedada, caracterizando como infração ética, a execução de intervenção cirúrgica fora do âmbito da Odontologia. Aqui configura o exercício ilegal da profissão, sujeitando-o ao crime previsto no Código Penal Brasileiro em seu artigo 282:

"Art. 282. Exercer, ainda que a título gratuito, a profissão de médico, dentista ou farmacêutico, sem autorização legal ou excedendo-lhe os limites.

Pena - detenção, de 6 (seis) meses a 2 (dois) anos.

Parágrafo único. Se o crime é praticado com o fim de lucro, aplica-se também multa".

11. DAS ENTIDADES QUE ATUAM NA ÁREA ODONTOLÓGICA – ARTIGOS 21 A 24

CAPÍTULO X
DAS ENTIDADES COM
ATIVIDADES NO ÂMBITO DA ODONTOLOGIA

Art. 21. Aplicam-se as disposições deste Código de Ética e as normas dos Conselhos de Odontologia a todos aqueles que exerçam a Odontologia, ainda que de forma indireta, sejam pessoas físicas ou jurídicas, clínicas, policlínicas, cooperativas, planos de assistência à saúde, convênios de qualquer forma, credenciamento, administradoras, intermediadoras, seguradoras de saúde ou quaisquer outras entidades.

Esse dispositivo traduz, ou melhor, apresenta como preceito ético, a regulamentação de toda e qualquer atividade em que, de alguma forma, esteja envolvida a Odontologia.

Diversos dispositivos legais foram editados com o objetivo de complementar as Leis nºs 4.324/64 e 5.081/66, que regulamentam o exercício da Odontologia e sua fiscalização em todo o território nacional. A Lei nº 5.965/73[23] acrescentou ao artigo 13 da Lei nº 4.324/64 os parágrafos 1º, 2º e 3º, tendo a Lei nº 6.955/81[24] acrescentado o parágrafo 4º. Essas modificações foram muito importantes, pois deixaram bem claro a obrigatoriedade de as pessoas físicas ou jurídicas (lojas e indústrias de material odontológico, cartões de desconto ou de relacionamento etc.) que exercerem qualquer atividade ligada direta ou indiretamente à Odontologia devem se inscrever, no CRO da região onde desenvolvem suas atividades.

Outras leis (6.839/80, 9.656/98) que não tinham a aplicação exclusiva para a área odontológica foram elaboradas de forma que o assunto, pode-se afirmar, está bem regulamentado e não resta dúvida quanto à obrigatoriedade referida nesse artigo.

Historicamente, o costume precedeu a jurisprudência e esta, a lei, como hoje a entendemos, isto é, como norma geral e abstrata emitida pelo Estado. Tal disciplina aplica-se à classe odontológica de modo geral. Essa é a ordem legal que, por disciplina, estabelece as regras *intracorpore*, sem desigualar a aplicação da Lei. Em outras palavras, o ordenamento estabelecido pelo Conselho Federal de Odontologia, obedecendo a regra da lei específica, normatiza seu âmbito e limites, ajustando sua aplicação na abrangência do território e competência nos limites administrativos.

Um código relativo a um determinado setor ou profissão é em regra criado pelo organismo representativo do setor ou profissão em questão, sempre obedecendo às regras legais conferidas e a competência (direito) outorgada, e aplica-se ordenadamente aos membros desse organismo representativo. É provável que o nível de cumprimento desse código dependa do grau de conhecimento da sua existência e do seu conteúdo entre os membros, bem como das medidas tomadas para assegurar sua transparência em relação aos profissionais e à categoria em geral da qual tome conta, inclusive a pacientes, permitindo, assim, às forças de mercado prestarem uma contribuição efetiva no ordenamento da classe e na função social da entidade.

O cumprimento das regras contidas no código pode ser assegurado por outros meios, por exemplo, através dos tribunais comuns ou especializados.

Acompanhemos o voto do Dr. Wagner de Castro Mathias Netto, subprocurador-geral da República, membro titular da 1ª Câmara de Coordenação e Revisão – Matéria Constitucional e Infraconstitucional, em parecer proferido em relação à representação do Conselho Regional de Odontologia do Rio Grande do Sul contra empresa em atividade ilegal naquele Estado, transcrito parcialmente:[8]

> MINISTÉRIO PÚBLICO FEDERAL
> 1ª CÂMARA DE COORDENAÇÃO E REVISÃO
> MATÉRIA CONSTITUCIONAL E INFRACONSTITUCIONAL
> PROCEDIMENTO Nº 1.29.000.000160/2004-17
> VOTO Nº 660/2006/WM
> ORIGEM: PR/RS.
> INTERESSADO: Conselho Regional de Odontologia do Rio Grande do Sul.
> ASSUNTO: Irregularidades na empresa XXX Ltda.
>
> Representação do Conselho Regional de Odontologia do Rio Grande do Sul, noticiando que a empresa XXX ltda. se recusa a inscrever-se no conselho, sob o falso argumento de ser uma empresa que comercializa produtos odontológicos.
>
> Arquivamento dos autos na origem. Os conselhos profissionais detêm poder de polícia, cujas características são a coercibilidade e a autoexecutoriedade. Voto pela homologação do arquivamento.
>
> Irregularidades de ordem administrativa. Saneamento exequível pelo efetivo exercício do poder de polícia das entidades de fiscalização profissional.

Relatório

Trata-se de Procedimento Administrativo instaurado na PR/RS, a partir de Representação formulada pelo Conselho Regional de Odontologia do Rio Grande do Sul, noticiando que a empresa XXX Ltda., que se apresenta com o nome fantasia "XXX Dentistas", está atuando ilegalmente, porque no seu contrato social consta como empresa que comercializa produtos odontológicos, mas, ao contrário do previsto, é uma clínica odontológica.

O representante informa já ter adotado todas as medidas administrativas possíveis no sentido de obrigar a citada empresa a inscrever suas quatro clínicas no Conselho, no entanto, ela se recusa a inscrever-se, sob o falso argumento de ser uma dentária.

Após a instrução do Procedimento, o procurador da República oficiante determinou seu arquivamento, salientando, em síntese, que os Conselhos Profissionais, como autarquias *sui generis* que são, detêm poder de polícia, cujas características são a coercibilidade e a autoexecutoriedade. Assim, por exercerem competência delegada da União, seus atos são providos de imperatividade, não ficando ao alvedrio dos interesses do particular. Ou seja, se o particular não promove sua inscrição no Conselho, mas exerce a profissão, o Conselho pode lançar de ofício as anuidades face ao seu poder de autoexecutoriedade.

Encaminhados os autos à 3ª Câmara de Coordenação e Revisão, para homologação do arquivamento, o aludido colegiado declinou a atribuição para esta 1ª CCR (fl. 104).

É o relatório.

Voto

Correta a promoção de arquivamento efetivada pela PR/RS.

Qualquer análise sobre a atividade dos Conselhos Profissionais deve partir do entendimento já consolidado de que eles possuem natureza jurídica de autarquias federais, como espécie de corporações públicas profissionais, exercendo, de acordo com Celso Antonio Bandeira de Mello*, "atividade típica de administração pública, direcionada à disciplina e fiscalização do exercício das respectivas profissões".[36]

Brasília, 29 de agosto de 2006

WAGNER DE CASTRO MATHIAS NETTO
Subprocurador-Geral da República
Membro Titular da 1ª CCR
Relator

* Natureza e Regime Jurídico das Autarquias, Ed. RT, 1968, p. 385.

Art. 22. Os profissionais inscritos, quando proprietários, ou o responsável técnico responderão solidariamente com o infrator pelas infrações éticas cometidas.

A ocorrência de infração ética em uma entidade que atua na área odontológica sujeita todos, tenham ou não implicação direta com a infração, às penalidades previstas nesse código.

O profissional inscrito – cirurgião-dentista, técnico em prótese ou outro profissional – quando responsável técnico ou proprietário, tem o dever de zelar pelo respeito ao código observando os preceitos éticos, pois caso qualquer colaborador, de qualquer nível, cometa alguma infração ética, o proprietário e o responsável técnico responderão igualmente por ela. A responsabilização do infrator direto não exime os demais.

Devemos entender, nesse particular artigo, que a responsabilidade se aplica de forma direta quando o proprietário da clínica, pessoa jurídica, for profissional da Odontologia, quando então a ele se dirige a regra matriz da ordem normativa legal. A esse sujeito passivo da obrigação legal é que se devem impor os atos de sanção ou punição pela prática ilícita da clínica. Portanto, ele é responsável direto pela infração. Por outro lado, sendo a clínica registrada no conselho, como determina a lei, esta também se subordina às penas pelo descumprimento da ordem disciplinar, concomitantemente com o seu proprietário, nas condições aqui descritas.

Caso a clínica esteja sob responsabilidade de um profissional responsável técnico, valem as recomendações supracitadas, tanto a clínica registrada quanto o responsável técnico responderão pela infração, e, se o proprietário também for profissional da área odontológica subordinado ao conselho, também este se sujeita ao processo disciplinar ético.

Excepciona-se ao processo ético disciplinar, o "atuante" na área odontológica (pessoa jurídica ou física) sem formação ou sem registro no conselho, sendo esse processo crime de ordem penal, atendido diretamente pelo Ministério Público em ação penal em trâmite especializado. Esse é o encaminhamento adotado até o presente momento.

No entanto, ganha corpo a ideia de que, comprovada a atuação da pessoa jurídica "na prestação de serviços odontológicos" sem a devida habilitação legal, isto é, "sem registro e inscrição no sistema CFO/CRO" cabe também o "processo administrativo" por infração à lei, e também ao Código de Ética Odontológica quando ocorrer, seguindo-se os trâmites previstos no Decreto – Lei nº 68704/71, instruindo-se a "denúncia ao Ministério Público" com o respectivo acórdão.

Portanto, a infração ética eventualmente praticada chama à responsabilidade os que atuam na área odontológica por suas condutas lesivas, bastando, para tanto, a existência do desrespeito, do dano, do nexo causal e da potencialidade da infração, mesmo que não se verifique o dano efetivo.

Art. 23. As entidades mencionadas no artigo 21 ficam obrigadas a:
I. indicar um responsável técnico de acordo com as normas do Conselho Federal, bem como respeitar as orientações éticas fornecidas pelo mesmo;

Existe algum embasamento legal para essa exigência?
A resposta encontra-se no inciso I, do artigo 8º, da Lei nº 9.956/98, que diz:

Art. 8º - Para obter a autorização de funcionamento a que alude o inciso I do art. 5º, as operadoras de planos privados de assistência à saúde devem satisfazer as seguintes exigências:

I - registro nos conselhos regionais de Medicina e Odontologia, conforme o caso, em cumprimento ao disposto no art. 1° da Lei nº 6.839, de 30 de outubro de 1980.

Assim sendo, as operadoras de planos privados de assistência à saúde devem proceder seus registros, bem como os dos responsáveis técnicos, nos conselhos regionais de Medicina e Odontologia, de acordo com a área geográfica coberta pelo plano. No que pese as operadoras de seguro privado de assistência à saúde estarem dispensadas de efetuarem o registro nos conselhos regionais de Medicina e Odontologia, elas estão obrigadas a proceder aos registros dos responsáveis técnicos, nos termos do inciso IV, do artigo 8º, da Lei nº 9.656/98.[23]

A responsabilidade técnica aqui erigida decorre da obrigação de que deverá responder pela instituição um profissional graduado devidamente registrado no órgão de fiscalização profissional, conforme determina a Lei, inclusive junto à Vigilância Sanitária, como supracitado. As instituições de saúde – empresas – têm obrigações junto aos Conselhos Federal e Regionais de Odontologia, inclusive perante a Vigilância Sanitária Municipal, Estadual e Federal. Dada a exigência do Poder Público, também as de ordem normativas emanadas do Conselho Federal deve haver um responsável técnico, habilitado legalmente para responder pela área de atuação da instituição, no âmbito de sua profissão.

Assim, corroborando com tal assertiva, determina a Lei nº 6.839, de 30 de outubro de 1980, que as instituições que prestam assistência à saúde estarão obrigadas a obter, para poder funcionar, o registro nos Conselhos Regionais de Odontologia de sua jurisdição, para os fins de fiscalização do exercício profissional. Esta é a dicção do seu artigo 1º: *"O registro de empresas e a anotação dos profissionais legalmente habilitados, delas encarregados, serão obrigados nas entidades competentes para a fiscalização do exercício das diversas profissões, em razão da atividade básica ou em relação àquela pela qual prestem serviços a terceiros."*

Portanto, o profissional cirurgião-dentista, na qualidade de responsável técnico por determinada instituição ou clínica, mesmo que não exerça cargo de direção, responde pela instituição ou clínica perante o Conselho Federal e Regional e perante a legislação sanitária, independente da responsabilidade penal e civil, inerente às irregularidades praticadas em nome do estabelecimento.

O responsável técnico tem o dever ético de zelar pela qualidade dos serviços prestados pela instituição ou clínica, pelo bem-estar e integridade moral e física dos pacientes, assim como pelo cumprimento das normas éticas e sanitárias, uma vez que a impropriedade prática do corpo profissional poderá representar prejuízos para a qualidade da assistência, comprometendo o prestígio da Instituição ou clínica e a imagem da profissão.

II. manter a qualidade técnico-científica dos trabalhos realizados;

Visa a ampliação e o aperfeiçoamento dos conhecimentos e habilidades técnicas em áreas específicas, voltadas à qualificação dos procedimentos e à qualidade técnica dos serviços ofertados, visa, também, pontualmente, a atualização de determinado conhecimento teórico-prático em áreas específicas, sempre com o mesmo objetivo de servir pela melhor técnica ao paciente.

Claro é que apenas uma boa formação acadêmica não traduz a garantia do sucesso profissional. Todavia, com certeza, a qualidade de ensino é um requisito muito importante para todo o aluno que aspira alcançar um futuro melhor, com maiores chances no mercado de trabalho. A realidade incontestável é o mercado de trabalho que está a exigir profissionais cada vez mais preparados e atualizados tecnicamente.

Nesse sentido, tem-se em mente que o "reconhecimento" da qualidade profissional não se resume à "chancela" estatal dos órgãos educacionais. Esse "reconhecimento" ocorre de duas formas autônomas: "formal" e "material", e o último é tão relevante quanto o primeiro, pois o mercado de trabalho e a vida exigem, sem complacência, a "validade" e a "qualidade."

III. propiciar ao profissional condições adequadas de instalações, recursos materiais, humanos e tecnológicos definidas pelo Conselho Federal de Odontologia, as quais garantam seu desempenho pleno e seguro, exceto em condições de emergência ou iminente perigo de vida;

As atividades odontológicas expõem os cirurgiões-dentistas a diversos agentes físicos, químicos e biológicos que podem prejudicar sua saúde, assim se apresenta o campo de aplicação de todas as Normas Regulamentadoras de Segurança e Medicina do Trabalho, bem como os direitos e as obrigações do governo, dos empregados e dos trabalhadores no que diz respeito a esse tema específico.

Estabelece a obrigatoriedade das empresas públicas e privadas regidas pela CLT – Consolidação das Leis do Trabalho – de organizarem e manterem em funcionamento os Serviços Especializados em Engenharia de Segurança e em Medicina do Trabalho, com a finalidade de promover a saúde e proteger a integridade física do trabalhador.

IV. manter auditorias odontológicas constantes, através de profissionais capacitados;

A auditoria é realizada por auditor odontológico, que é "profissional concursado ou contratado por empresa pública ou privada, que preste serviços odontológicos e necessite de auditoria odontológica permanente para verificação da execução e da qualidade técnica-científica dos trabalhos realizados por seus credenciados".[15]

Os profissionais regularmente graduados e inscritos nos conselhos regionais estão aptos, segundo a Lei nº 5.081/66, art. 6º, inc. I,[5] a atuar como auditores odontológicos, e pelo inciso IV a atuar como peritos odontológicos.

V. restringir-se à elaboração de planos ou programas de saúde bucal que tenham respaldo técnico, administrativo e financeiro;

O cirurgião-dentista não deve sujeitar-se ou sujeitar seu paciente a aventuras técnicas, sem o escopo da sustentabilidade científica, ou ainda, que se apresente sem o devido respaldo financeiro a garantir a boa conduta profissional. A infração ética aqui esculpida toma contorno de responsabilidade civil, com eventuais desdobramentos criminais, frente a resultados que poderão agredir a integridade física e moral do paciente, quando e se praticadas tais aventuras sem a consciente avaliação do profissional.

Por tais razões, sempre é conveniente uma avaliação cuidadosa antes de aderir a qualquer convênio ou plano de saúde bucal, com o qual possa se comprometer. O plano de saúde bucal poderá limitar seu desempenho, sua técnica ou estabelecer padrões de aplicação de materiais nem sempre compatíveis com a qualidade dos serviços que o profissional deve oferecer.

VI. manter os usuários informados sobre os recursos disponíveis para atendê-los.

Essas obrigações (inc. V e VI) estão mais voltadas às operadoras de planos de assistência odontológica, aos planos de convênios, às entidades públicas e às cooperativas de prestação de serviços odontológicos.

Um alerta se faz necessário: ao participar de qualquer plano ou programa de saúde bucal, cujo vínculo seja estabelecido entre a clínica ou entre o profissional que aderiu ao plano, e não entre estes e o paciente, que o paciente ao procurar os serviços da clínica ou profissional seja por estes devidamente esclarecido do tratamento, material e técnica, cobertos pelo plano.

Deve o profissional ter, em primeiro plano, que será sua, sempre, a responsabilidade pelo tratamento, pelo sucesso ou insucesso deste, e a depender da abrangência do plano, nem sempre se poderá atender às expectativas do paciente.

Art. 24. Constitui infração ética:

I. apregoar vantagens irreais visando a estabelecer concorrência com entidades congêneres;

Caso consideremos o "apregoar vantagens irreais" um artifício de propaganda, encontraremos vedação a essa prática na Lei nº 5.081/66.[5]

O Código de Defesa do Consumidor,[2] em seu artigo 4º, diz que a "Política Nacional das Relações de Consumo" tem como um de seus objetivos:

Art. 4º VI. coibição e repressão eficientes de todos os abusos praticados no mercado de consumo, inclusive a concorrência desleal e utilização indevida de inventos e criações industriais das marcas e nomes comerciais e signos distintivos, que possam causar prejuízos aos consumidores.

Convém registrar que a relação consumerista subordina o cirurgião-dentista, contudo, sua relação com o conselho de classe está disciplinada em lei específica, especializada e própria, suplantando os efeitos da lei geral. Isso quer dizer que a subordinação às leis próprias da categoria prevalece em relação às gerais, especialmente quando tratamos de leis de igual poder hierárquico.

A questão, no entanto, versa sobre a captação de clientela através de comunicação imprópria, divulgação de vantagens impossíveis de cumprimento, aliciamento por ofertas mirabolantes, milagrosas e irreais, que o próprio ofertante sabe impossíveis de serem alcançadas. Encantar o paciente com vantagens que não poderão ser entregues causa um mal à sociedade, devido ao padrão baixo dos trabalhos em relação à oferta, e contribui para uma formação conceitual da profissão, junto à sociedade, de baixa qualidade e, sobretudo, de pouca credibilidade.

Fixar-se no mercado profissional exige grande competência técnica e muita dedicação, honestidade e seriedade na relação profissional, estabelecer critérios que contribuam para a formação de respeito à categoria e com o paciente são qualidades requeridas pelo Código de Ética Odontológica.

II. oferecer tratamento abaixo dos padrões de qualidade recomendáveis;

Os conselhos regionais são os responsáveis pela fiscalização do exercício profissional e esse item é um dos mais difíceis de ser avaliado; depende de representação ou denúncia para que o Conselho Regional possa agir. O serviço de fiscalização do Conselho Regional poderá, em uma visita de rotina, constatar possíveis irregularidades nos serviços prestados por um consultório ou clínica mas, via de regra, depende de denúncia ou representação.

A concorrência é um fato aceitável pela livre iniciativa, como já expusemos anteriormente, configura-se pela tentativa de alargar a clientela, em detrimento de concorrentes dedicados ao mesmo segmento de atuação, contudo, têm de ser respeitados os limites mínimos da decência, da consciência e da dignidade, principalmente por se tratar de intervenção na saúde e no bem-estar do cidadão.

O desempenho dentro da melhor técnica disponível ao profissional é dever/obrigação, sujeitando-o aos preceitos não só administrativos, mas civis e criminais pela consequência da má prática ou da conduta de atuação imprópria.

A proteção do "vício de qualidade" do serviço é relativamente recente em nosso sistema jurídico positivado, e surgiu com o advento do Código de Defesa do Consumidor.

O Código de Defesa do Consumidor, na seção III, art. 20, trata da responsabilidade pelo "vício do serviço", mais especificamente, "vícios de qualidade" por "inadequação" e "disparidade" com as indicações constantes na oferta publicitária e ainda aqueles que "não atendam às normas regulamentares de prestabilidade":

"O fornecedor de serviços responde pelos vícios de qualidade que os tornem impróprios ao consumo ou lhes diminuam o valor, assim como por aqueles decorrentes da disparidade com as indicações constantes da oferta ou mensagem publicitária, podendo o consumidor exigir alternativamente e à sua escolha:

§ 2º. São impróprios os serviços que se mostrem inadequados para os fins que razoavelmente deles se esperam, bem como aqueles que não atendam às normas regulamentares de prestabilidade."

Prescreve no *caput* do art. 14 que o fornecedor de serviços se submete à responsabilidade objetiva:

"Art. 14. O fornecedor de serviços responde, independentemente da existência da culpa, pela reparação dos danos causados aos consumidores por defeitos relativos à prestação dos serviços, bem como por informações insuficientes ou inadequadas sobre sua fruição e riscos".

Como vimos, a aplicação dos preceitos éticos na oferta do impróprio não implica a satisfação civil e penal, como já adiantado.

III. executar e anunciar trabalho gratuito ou com desconto com finalidade de aliciamento;

Essa preocupação da classe vem de longa data. A Lei nº 5.081/66 já estabelecia a ilegalidade da oferta de serviço gratuito, sendo, portanto, prática condenável, assim como "usar artifício de propaganda para angariar clientela".

O Código de Defesa do Consumidor (CDC), Lei nº 8.078/1990, posterior à Lei nº 5.081, estabelece que a proteção a esta prática seja "Direito Básico do Consumidor".

Art. 6º. São direitos básicos do consumidor:

IV. a proteção contra a publicidade enganosa e abusiva, métodos comerciais coercitivos ou desleais, bem como contra práticas e cláusulas abusivas ou impostas no fornecimento de produtos e serviços.

Os interesses ocultos na publicidade são pretextos que visam somente uma concorrência desleal, é também uma propaganda enganosa, que tenta angariar pacientes ofertando um tratamento, incompleto ou acobertado por outra fonte de receita, que permita ao ofertante não experimentar prejuízo, isto é, lógico, em razão de que não há, na verdade, um tratamento gratuito, afinal o profissional está estabelecido para garantir receitas para seu sustento.

O resultado coletivo de tal prática é desastroso para a profissão, é ilegal por ferir preceitos de lei e, sobretudo, antiético, por agredir as normas do Código de Ética Odontológica.

No âmbito ético, a Lei nº 5081 (24.8.1966), que regula o exercício da Odontologia, determina:

Art. 7º. É vedado ao cirurgião-dentista:

a) usar de artifício de propaganda para granjear clientela;

e) prestação de serviço gratuito em consultórios particulares;

g) anunciar preços de serviços, modalidades de pagamentos e outras formas de comercialização da clínica que signifiquem competição desleal.

Como vimos, a legislação citada permite a qualquer cirurgião-dentista oferecer denúncia ao CRO, e apresentar a denúncia para abertura do processo ético.

Sob o ponto de vista do Supremo Tribunal Federal, tal capitulação encontra-se entre as definidas como concorrência desleal e para tal assim se posicionou:

"A livre concorrência, com toda a liberdade, não é irrestrita, o seu direito encontra limites nos preceitos dos outros concorrentes pressupondo um exercício legal e honesto do direito próprio, expresso da probidade profissional. Excedido estes limites surge a Concorrência desleal... Procura-se no âmbito da concorrência desleal os atos de concorrência fraudulenta ou desonesta, que atentam contra o que se tem como correto ou normal no mundo dos negócios, ainda que não infrinjam diretamente Patentes ou Sinais Distintivos Registrados". R.T.J. 56/453-5. (Destaques do autor.)

Ressaltamos conceito próprio de que não é a Lei que define os limites, abrangência ou forma da concorrência, mas as práticas, localizadas no tempo, no lugar, e no mercado específico, onde atuam os demais concorrentes, que vão precisar o que é lícito ou ilícito. É preciso entender o costume do lugar, a cultura e a prática comum, sempre dentro dos limites éticos.

Expressamos também que lealdade ou deslealdade na concorrência resulta da conformidade, ou não, do comportamento do profissional competidor ao padrão esperado, ou seja, seu comportamento deve ser reto em relação ao Código de Ética Odontológica. Dessa forma, não se deve apurar só o dolo do profissional transgressor, especialmente em um caso de crime de concorrência desleal, porém e sobretudo, a existência efetiva de deslealdade, como forma de tipificação, sem o que não se pode esperar atribuir ilicitude onde não se encontre o elemento formador materializado.

IV. anunciar especialidade sem as respectivas inscrições de especialistas no Conselho Regional;

Essa prática fere diversos dispositivos previstos na legislação odontológica, pode ser tipificado como "publicidade enganosa" (CDC) e também como "exercício ilegal de profissão".

O Código Penal Brasileiro[1] cuida da matéria de forma especial, tipificando o crime como sendo o praticado contra a fé pública. Em seu artigo 307, tipifica da seguinte forma:

"Atribuir-se ou atribuir a terceiro falsa identidade para obter vantagem em proveito próprio ou alheio, ou para causar dano a outrem:

Pena – Detenção, de três meses a um ano, ou multa, se o fato não constitui elemento de crime mais grave".

Nesse particular, não há que se confundir o exercício ilegal da profissão, pela falta de formação de especialista registrada nos conselhos, em razão de que o cirurgião-dentista tem a prerrogativa de exercer todas as áreas da Odontologia que compuseram sua formação acadêmica, contudo, vetado intitular-se especialista sem que lhe tenha sido conferido o título e o registro efetivo da especialização junto aos conselhos.

Também a Lei das Contravenções Penais.[24]

Exercício ilegal de profissão ou atividade.

Art. 47. Exercer profissão ou atividade econômica ou anunciar que a exerce, sem preencher as condições a que por lei está subordinado o seu exercício:

Pena – Prisão simples, de 15 (quinze) dias a 3 (três) meses, ou multa.

V. valer-se do poder econômico visando a estabelecer concorrência desleal com entidades congêneres ou profissionais individualmente;

A linha de entendimento nessa particular recomendação do Código de Ética Odontológica deve ser apreciada sob o ponto de vista dos penalistas, que têm uma forte tendência de identificar a deslealdade e a fraude. Emprestamos nesse ponto o ensinamento do mestre Nelson Hungria que em sua obra *Comentários ao Código Penal*[44] nos dá a seguinte lição:

"Fraudes para o desvio de clientela. O aliciamento de clientela é um ato ilícito, mas se há o emprego de meios fraudulentos para o desvio de clientela alheia, assume o fato caráter antijurídico. É incriminado (art. 178, III) todo o expediente

insidioso para captar a freguesia de outrem: em tal caso, o animus disputandi *se alia à fraude para a desleal aplicação de golpes baixos".*

Vale uma pequena alusão à Lei nº 8.137, de 27 de dezembro de 1990, que em seu artigo 4º, I e II, considera como crime contra a ordem econômica abusar do poder econômico, dominando o mercado ou eliminando, total ou parcialmente, a concorrência mediante ajuste ou acordo de empresas, assim como formar acordo, convênio, ajuste ou aliança, visando o controle regionalizado do mercado por empresa ou grupo de empresas.

E a Lei nº 8.884, de 11 de junho de 1993, em seu artigo 20, parágrafo 2º, considera ser posição dominante a da empresa que domina mais de 20% do mercado.

Conclusivamente, é ato passível de punição pela via administrativa "ética", sem prejuízo da sanção civil e criminal, a concorrência desleal e o abuso do poder econômico, uma vez materializados.

VI. deixar de manter os usuários informados sobre os recursos disponíveis para o atendimento e de responder às reclamações dos mesmos;

Esse dispositivo está direcionado às operadoras de planos de assistência odontológica, aos planos de convênios, às entidades públicas e às cooperativas de prestação de serviços odontológicos. No artigo anterior estava colocado como uma obrigação e aqui como infração o não cumprimento daquela obrigação.

A segunda parte do texto, "deixar de responder às reclamações", atende o disposto no CDC.[2]

Constitui infração toda ação ou omissão que importe na inobservância do procedimento ético de fazer com que o seu paciente seja e esteja informado de todo o procedimento. Constitui fraude que, independente das sanções administrativas, poderão advir as de ordem civil e penal cabíveis.

A relação de confiança entre o cirurgião-dentista e o paciente é fundamental e não pode ser quebrada.

E, ainda, vale relembrar que o Estado promoverá, na forma da Lei, a defesa do consumidor, e o tópico é texto constitucional previsto no artigo 5º, XXXII, e a previsão estabelecida no presente inciso revela-se como uma garantia e um complemento de ordem constitucional, como "defesa do consumidor", diante da vulnerabilidade da população no mercado de consumo de serviços odontológicos.

A maior inovação, ao nosso senso, está no art. 6°, VIII, do Código de Proteção e Defesa do Consumidor, quando este estatui que sejam direitos básicos do consumidor "a facilitação da defesa de seus direitos, inclusive com a inversão do ônus da prova, a seu favor, no processo civil, quando a critério do juiz for verossímil a alegação ou quando for ele hipossuficiente, segundo as regras ordinárias de experiência".

A responsabilidade civil do cirurgião-dentista, prevista no artigo 1.545 do Código Civil, como profissional liberal, na forma do que preceitua o artigo 14, parágrafo 4°, do Código de Proteção e Defesa do Consumidor, deverá ser investigada mediante verificação da culpa. Isto é, deverá ser avaliada de acordo com o maior ou menor grau do dano, pela falta de conhecimento, informações a que deveria ter, sobre o seu quadro clínico, sobre o tratamento e sobre suas possibilidades e resultado possível e, com tais informações disponíveis, poder decidir sobre seu interesse e mesmo autorizar ou não a intervenção sugerida.

Por outro lado, o cirurgião-dentista, nas relações de consumo com seus pacientes, não se obriga a um resultado perene e, sim, a um resultado imediato, isto é, nas condições presentes, empregando-se os recursos disponíveis, deverá ser alcançado tal resultado que, embora satisfatório, dado inúmeros fatores que poderão se apresentar *a posteriori* e que estejam além da capacidade de controle do profissional – fatores biológicos, mecânicos, influências do meio etc –, poderão comprometer o resultado tanto imediato quanto em médio e longo prazos. Sendo assim, esclarecidas essas limitações, entre profissionais e pacientes deverá existir um contrato de meios e nunca de fins. Assim sendo, a obrigação a que se subordina o profissional é tão-somente a de praticar e utilizar todos os meios e esgotar as providências possíveis e disponíveis ao seu alcance técnico. Dele não se espere mais do que lhe confere a capacidade técnica existente ou da qual disponha. A escolha pelo profissional é do paciente, salvo indução por meio de publicidade enganosa. Em suma, recomendamos usar de prudência e diligenciar normalmente na prestação do serviço, não sonegando informações nem decidindo pelo arbítrio do paciente, salvo pelo uso da técnica. O desrespeito ao recomendado neste inciso, a falta de atenção às solicitações de esclarecimentos sobre as atividades exercidas as torna exercidas de forma irregular, atípica ou imprudente, e se na prestação do serviço ocorrer um acidente de consumo, o cirurgião-dentista terá sua responsabilidade civil apurada dentro dos limites da má prática profissional.

Para tanto basta o nexo causal e o dano sofrido. O cirurgião-dentista como fornecedor de serviços responde, independente da existência da culpa, pela reparação do dano causado aos consumidores por defeitos relativos à prestação dos serviços – o risco inerente ao serviço é do profissional, fator a ser considerado na composição dos custos do serviço –, bem como por informações insuficientes ou inadequadas sobre a fruição e riscos, como estabelece o artigo 14, *caput*, do Código de Proteção e Defesa do Consumidor, independente de, havendo representação junto ao Conselho, estas serão apuradas de forma própria, com a punição prevista no Código de Processo Ético Odontológico.

O parâmetro da extensão da responsabilidade, no tempo, pelo serviço defeituoso ou pela má formação da relação está submetido ao prazo de prescrição de cinco anos contados da data do conhecimento do dano e de sua autoria, como recomenda o artigo 27 do Código de Proteção e Defesa do Consumidor. Passado esse prazo, perde-se o direito de acionamento tanto pelo CEO quanto pelo CDC.

VII. deixar de prestar serviços ajustados no contrato;

Considera-se prática abusiva na relação profissional/paciente aquela que extrapola a normalidade no exercício da prestação de serviço prevista no contrato, ainda que estabelecido de forma tácita (não escrita). É princípio constitucional que "*as normas sejam formuladas de forma clara e precisa, permitindo que seus destinatários possam prever e avaliar as consequências jurídicas de seus atos*", e que "*ninguém será obrigado a fazer alguma coisa senão em virtude da lei*".

Retornamos ao texto anteriormente registrado no artigo 7º, inciso 12, do presente Código de Ética Odontológica, onde registramos que o Código de Proteção e Defesa do Consumidor, em seu artigo 39, VI, veda ao prestador de serviço "executar serviços sem a prévia elaboração de orçamento e autorização expressa do consumidor, ressalvados os decorrentes de práticas anteriores entre as partes", e o artigo 40 afirma que "o fornecedor de serviços será obrigado a entregar ao consumidor orçamento prévio discriminando o valor da mão-de-obra, dos materiais e equipamentos a serem empregados, as condições de pagamento, bem como as datas de início e término dos serviços".

VIII. oferecer serviços profissionais como prêmio em concurso de qualquer natureza;

Trata-se de captação de clientela mediante concorrência desleal, operar no mercado sem nenhum pudor ou ética, especialmente na forma como é desenvolvido o marketing, expondo muitos consumidores às "práticas comerciais abusivas", essa é uma forma de enganar o paciente, pois sabemos que inexiste a possibilidade de oferta gratuita dos serviços e dos materiais. Foge tal prática ao lógico e real, pois o cirurgião-dentista ou a clínica estão estabelecidos com o propósito do lucro. Em seu sentido, diz-se imprescindível à exploração de atividade econômica, ou seja, aquela que envolve a produção ou circulação de bens ou serviços em busca do resultado positivo, ou seria ela uma atividade filantrópica?

Ora, na concorrência, os prestadores de serviço, sejam cirurgiões-dentistas ou clínicas, objetivam, de modo claro e indisfarçado, infligir perdas de pacientes a seus concorrentes, que atendendo aos reclamos do marketing recorrem ao propagandista e não a seus dentistas tradicionais, porque é assim que aqueles poderão obter ganhos.

Os meios inidôneos, no caso específico, oferta de serviços em forma de prêmios, induzem o paciente a erro e são sancionados civil e penalmente, estando classificados na categoria dos tipos genéricos. São os mais difíceis de se precisar – são exemplos o desrespeito aos direitos do consumidor assim como a inobservância do padrão legal de qualidade –, e geram sanção apenas no âmbito civil.

Estão eles previstos de forma administrativa pela conceituação que faz o Código de Ética Odontológica e fazem parte, também, da Lei de Repressão e Prevenção às Infrações Contra a Ordem Econômica. A categoria "Genérica" do tipo está consubstanciada na Lei nº 9.279 de 1996, na segunda parte do artigo 209, assim:

"Fica ressalvado ao prejudicado o direito de haver perdas e danos em ressarcimento de prejuízos causados por atos de violação de direitos de propriedade industrial e atos de concorrências desleais não previstos nesta Lei, tendentes a prejudicar a reputação ou os negócios alheios, a criar confusão entre estabelecimentos comerciais, industriais ou prestadores de serviço, ou entre os produtos e serviços postos no comércio".

Vimos nos ensinamentos da Professora Cláudia Lima Marques, na obra *Contratos no Código de Defesa do Consumidor*, Editora Revista dos Tribunais, 3ª edição. *"A característica principal da publicidade enganosa, segundo o CDC, é ser suscetível de induzir ao erro o consumidor, mesmo através de suas omissões. A interpretação dessa norma deve ser necessariamente ampla, uma vez que o "erro" é a falsa noção da realidade, falsa noção esta formada na mente do consumidor por ação da publicidade".*

Para melhor entendimento, registramos um depoimento em processo judicial que transitou junto ao Judiciário do Rio Grande do Sul, onde a paciente que ganhou o prêmio relata que *"considera totalmente desleal a forma como foi atraída até a clínica e induzida a assinar um contrato acreditando-o vantajoso, decorrente de um prêmio que na verdade inexistia".*

Em sua bem assentada sentença asseverou o juiz:

As técnicas de vendas e a publicidade utilizadas pela ré podem dar ensejo ao que a doutrina consumerista denominou de "venda emocional", isto é, aquela na qual o consumidor, em virtude de uma decisão irrefletida, desinformada e emocional, é convencido a adquirir o produto ou serviço através de métodos agressivos de marketing.

Igualmente são feitas afirmações enganosas no sentido de que o consumidor foi "sorteado", "escolhido" ou "indicado" como ganhador de prêmios consistindo em determinados tratamentos, tudo isso criando uma atmosfera de "vitória", "euforia", mecanismos psicológicos hábeis e propícios para o início da "venda emocional".

Em outra feita, no processo nº 0119539789, que tramitou na 8ª Vara Cível da Comarca de Porto Alegre, o relator, Magistrado Bayard de Freitas Barcellos, abordou brilhantemente o assunto da atração emocional do Consumidor e constatou a violação da legislação protetiva:

Versam os presentes autos a respeito de uma forma totalmente abusiva, desrespeitosa e inaceitável de comércio, impondo-se a firme atuação dos órgãos encarregados de defender o consumidor, para coibir tais práticas.

O comércio não pode estar baseado no aliciamento, na preparação de armadilhas, ou arapucas, a fim de atrair o consumidor e, aproveitando-se de menor reflexão, fechar um negócio que não era de interesse do comprador.

(...)

O fundamental é que toda atuação da ré é inaceitável. Conforme restou perfeitamente esclarecido pelos documentos e testemunhas ouvidas, o aliciamento do consumidor começa com uma pretensa entrevista, ou pesquisa, ou qualquer forma de obter os dados pessoais e informações quanto ao patrimônio do comprador em potencial. É de conhecimento de todos que existem equipes de "recepcionistas" atacando as pessoas em lugares públicos, restaurantes, etc.

IX. elaborar planos de tratamento para serem executados por terceiros;

A questão a ser avaliada é a da responsabilidade legal, aquela que estabelece a relação direta ou indireta sobre determinada obrigação ou dever, vinculando a parte contratante e a contratada para uma determinada prestação.

A princípio, ambos, aquele que elabora e o que executa, são solidariamente responsáveis pela relação estabelecida com o paciente, um de forma direta e o outro de forma indireta.

A responsabilidade objetiva é a que impõe o dever de ressarcir os danos causados ao paciente, bastando estarem presentes para tanto a existência do nexo de causalidade entre o dano e o ato do agente direto ou indireto que deu ensejo à lesão, independe de culpa ou da apuração desta. É a teoria dita *objetiva* ou do risco que prescinde de comprovação da culpa para a ocorrência do dano indenizável.

A responsabilidade subjetiva se baseia na culpa do agente, que deve ser comprovada para gerar a obrigação indenizatória. A responsabilidade do causador do dano, pois, somente se configura se ele agiu com dolo ou culpa. Trata-se da teoria clássica, também chamada teoria da culpa ou *subjetiva*, segundo a qual a prova da culpa *lato sensu* (abrangendo o dolo) ou *stricto sensu* se constitui em um pressuposto do dano indenizável.

Com tal entendimento vamos ao princípio universalmente aceito de que todo aquele que causar dano a outrem é obrigado a repará-lo, cabe-nos agora analisar, em linhas gerais, os pressupostos ou elementos básicos da responsabilidade civil.

O art. 186 do Código Civil de 2002 (art. 159 do CC-1916) estabelece que: *"Aquele que, por ação ou omissão voluntária, negligência ou imprudência, violar direito e causar dano a outrem, ainda que exclusivamente moral, comete ato ilícito".*

Extraímos então os seguintes pressupostos da responsabilidade civil, a saber: *conduta humana (ação ou omissão), culpa ou dolo do agente, relação de causalidade, e dano experimentado pela vítima.*

Tiramos então uma lição: hoje, com a evolução do nosso Direito Civil, já não se admite a ultrapassada concepção de que a responsabilidade civil está sempre interligada à culpa. Pelo contrário, o que verificamos é a predominância de demandas judiciais indenizatórias fundadas em responsabilidade sem culpa. Caiu por terra, portanto, a ideia de que a responsabilidade subjetiva é a regra e a responsabilidade objetiva, a exceção.

Por outro lado, essa conduta, positiva ou negativa, passível de responsabilidade civil pode ser praticada: (a) pelo próprio agente causador do dano; (b) por terceiros.

Aproveitando os ensinamentos do insigne mestre Caio Mario, citado por Sergio Cavalieri Filho **"na teoria do risco criado"** apresentada na obra *Responsabilidade Civil*, 3ª ed., Forense, 1992, p. 24, *"Aquele que, em razão de sua atividade ou profissão, cria um perigo, está sujeito à reparação do dano que causar, salvo se houver adotado todas as medidas idôneas a evitá-lo".*

Em relação às profissões de risco, onde se encaixa a Odontologia, o nosso Código Civil estabelece que:

"Art. 951. O disposto nos arts. 948, 949 e 950 aplica-se ainda no caso de indenização devida por aquele que, no exercício de atividade profissional, por negligência, imprudência ou imperícia, causar a morte do paciente, agravar-lhe o mal, causar-lhe lesão, ou inabilitá-lo para o trabalho".

Além da irrenunciável responsabilidade pessoal, há uma solidariedade no dano ou na culpa. Esses dois elementos não se opõem nem se excluem, ainda que seja difícil integrá-los e harmonizá-los. Há quem afirme que, pondo em relevo a responsabilidade compartilhada, comum entre os elementos causadores, se queira ou se possa diminuir a responsabilidade pessoal, pensamento que não compartilhamos.

Portanto, além de ferir a Ética, elaborar planos de tratamentos a serem praticados por terceiros, expõe os profissionais às censuras civis e eventualmente criminais.

X. prestar assistência e serviços odontológicos a empresas não inscritas nos Conselhos Regionais;

Em nosso país, sempre é bom lembrar que a Constituição Federal pontua em seu artigo 196 uma visão social humanitária, definindo "a saúde como direito de todos e dever do Estado, garantido mediante políticas sociais e econômicas que visem à redução do risco de doença e de outros agravos...". Esse resultado grafado na Carta Maior da Nação foi, sem dúvida, produto de um esforço conjunto entre os segmentos profissionais da saúde, como direito universal integral e igualitário à saúde de todos os brasileiros.

Quer o legislador, através desse dispositivo, estabelecer a segurança social, nas relações entre os prestadores de serviços odontológicos, clínicas e seus pacientes, não excluindo dessa relação o próprio profissional da Odontologia, pois que, não deve perfilar seu apoio e viabilidade a uma entidade que não cumpra com sua obrigação junto à autarquia fiscalizadora. Preserva, assim, a população da atuação ilegal da entidade "clínica", afastando o profissional da coautoria ou do ilícito.

Tal recomendação não exime o profissional que, mantendo-se em vínculo viabiliza a operação fraudulenta, ilegal, portanto, da clínica, vindo a responder administrativamente junto ao Conselho Regional, sem prevenção das vias civil e criminal, decorrentes da responsabilidade subjetiva ou objetiva avaliadas em cada caso.

Conceituando o ilícito, pratica o exercício ilegal da Odontologia, nos ditames do Código Penal Brasileiro, aquele que exerce, sem o atendimento dos requisitos legais, a Odontologia, Art. 282. O preceito legal, em que se fundamenta o presente inciso é a Lei nº 4.324/64, em seu Artigo 13, parágrafo 1º, com redação dada pela Lei nº 5.965/73.

Por fim, devemos considerar que uma clínica constituída nos limites do Código Civil Brasileiro – e o fato de ela atender às regras de sua definição, os requisitos sanitários e junto às Prefeituras Municipais, tais como alvarás e licenças –, não a coloca em condições de atuar na Odontologia. Ela somente poderá atuar legalmente quando devidamente inscrita nos Conselhos Regionais e registrada no Conselho Federal de Odontologia, como determina a Lei nº 4.324/64, com a redação estabelecida pela Lei nº 5.081/66.

12. Da Responsabilidade Técnica – Artigo 25

Capítulo XI
Do Responsável Técnico

Art. 25. Ao responsável técnico cabe a fiscalização técnica e ética da empresa pela qual é responsável, devendo orientá-la, por escrito, inclusive sobre as técnicas de propaganda utilizadas.

A exigência da existência e presença do responsável técnico é legal e decorre de lei federal aplicada em cada estado, que tem o poder de regulamentar sua aplicação, portanto, vamos apenas frisar os casos dos estados de São Paulo e Paraná, para não tornarmos o trabalho do leitor muito exaustivo. Em São Paulo a Resolução SS – 15, de 18 de janeiro de 1999 – prevê em seu artigo 12: "*Os estabelecimentos de assistência odontológica somente poderão funcionar depois de licenciados pelo órgão sanitário competente, na presença física de um responsável técnico, com termo de responsabilidade assinado perante o órgão sanitário competente*".

Já o artigo 14: "*O responsável técnico pelo estabelecimento de assistência odontológica deverá ser cirurgião-dentista, com inscrição no Conselho Regional de Odontologia de São Paulo*".

O artigo 15: "*Este responsável técnico deverá possuir termo de responsabilidade assinado perante o órgão sanitário competente*".

E por fim o artigo 16: "*O responsável técnico deverá estar presente durante todo o período de atendimento realizado no estabelecimento*".

Em regime de exigência, diz a Portaria CVS – 15/02 – *Cópia do documento de inscrição do responsável técnico no respectivo conselho profissional (CRO SP) - Nota: O interessado deverá trazer a cópia e o original - este, para simples conferência - da carteira ou cédula (frente e verso) de identidade profissional do CRO/SP.*

Para o caso do Paraná, a Resolução SESA nº 496/2005, de 4 de novembro de 2005, em seu art. 4º, estabelece: *O não cumprimento das exigências determinadas pela Norma Técnica anexa, configurar-se-á em infração sanitária e implicará a aplicação das penalidades previstas na Lei Federal nº 6.437, de 20 de agosto de 1977, Lei Estadual nº 13.331/01 e o Decreto Estadual nº 5.711/02, bem como legislação municipal específica.*

E a Norma Técnica, Anexo da Resolução SESA 496/2005 - Norma Técnica Especial referente às condições para instalação e funcionamento de estabelecimentos de assistência odontológica, EAO, determina providências correlatas.

Artigo 12. *"A Licença Sanitária deverá ser solicitada ao órgão sanitário competente".*

Artigo 14. *"Em caso de clínica odontológica, o responsável técnico deverá possuir certificado de responsabilidade técnica (CRT) fornecido pelo CRO do Paraná".*

Com tais inscrições, decorrentes de amparo legal, fica evidenciado o nível de obrigação do responsável técnico - cirurgião-dentista, pelo estabelecimento prestador de serviços. Com ele concorre em grau de responsabilidade técnica direta. Para melhor entendimento da abrangência desta responsabilidade, vale enfatizar que o responsável técnico está à frente dos riscos da prática odontológica da entidade, sem exclusão da responsabilidade do ato pessoal do profissional atuante, da conceituação e da atividade promocional desenvolvida, em grau administrativo, junto ao Conselho Regional, civil e criminal em jurisdição especializada.

Portanto, o responsável técnico não é figura apenas para cumprir exigência legal. Sua responsabilidade de informar e orientar a empresa é ética, moral e profissional, e a empresa tem a obrigação de seguir suas orientações. A resistência da empresa em atender às recomendações éticas de seu responsável técnico obriga a este e aos demais profissionais de Odontologia que lhe prestam serviços "a romperem qualquer vínculo de trabalho" e também a obrigação de "comunicar ao Conselho Regional a ocorrência de infrações éticas" (Art. 4º do Código de Ética Odontológica).

Parágrafo único. É dever do profissional técnico primar pela fiel aplicação deste código na entidade em que trabalha.

Além das atribuições e responsabilidades descritas no *caput* do artigo, o responsável técnico é profissional diferenciado. Atua como guardião do Código de Ética Odontológica, cooperando com o Conselho Regional em sua missão de difundir e fazer observar esse código, e desempenha importante papel na comunidade odontológica.

13. Do Magistério – Artigos 26 e 27

Capítulo XII
Do Magistério

Art. 26. No exercício do magistério, o profissional inscrito exaltará os princípios éticos e promoverá a divulgação deste código.

A formação acadêmica é o início da vida profissional. Nesse processo, além da formação técnica, humanística e social, deve-se dar especial atenção à formação ética profissional. É momento crucial. O professor, pela liderança que exerce, dispõe de oportunidade ímpar para moldar, no que for possível, a conduta ética dos futuros profissionais de Odontologia.

"Tratam-se com muita ênfase os aspectos técnicos e tecnológicos da atuação do cirurgião-dentista", na observação do professor Antonio César Perri de Carvalho.[25] Isso, na opinião do professor Gilberto Pucca, "é uma deficiência das próprias faculdades" e, em artigo publicado na *Revista da APCD*,[26] ele relata que a Faculdade de Odontologia da Universidade Estadual de Maringá, da qual era diretor à época da publicação da matéria, tinha uma proposta de mudança com a adoção de um "currículo integrado" que, entre outras medidas, oferecia um leque de disciplinas humanístico-culturais, com a intenção de "formar mais que um técnico, formar um cidadão".

Quando se conclama o profissional no exercício do magistério a exaltar os princípios éticos, o que se espera é algo "além do discurso", são ações concretas, como a proposta pela UEM, que contribuam para a formação de profissionais que tenham "uma visão crítica" do sistema de saúde, que compreendam os setores públicos e privados, que saibam olhar o paciente como um "ser humano integral" e, sobretudo, saibam respeitar as individualidades.

Art. 27. Constitui infração ética:
a. utilizar-se do paciente e/ou do aluno de forma abusiva em aula ou pesquisa;

As comissões e os comitês de ética das instituições de ensino e pesquisa têm o dever de criar mecanismos que coíbam tais ocorrências.

Isso quer dizer que não pode o paciente ser utilizado em experiências ou técnicas não reconhecidas, não aprovadas pela comunidade odontológica ou mesmo não recomendadas. O orientador responde pelos atos de seu aluno orientado, e dele não pode exigir função que não lhe alcance o conhecimento ministrado.

Por outro lado, reclama o texto explicitamente que o aluno não seja utilizado como instrumento de labor, mas sim como aplicação de conhecimentos técnicos práticos; fora deste alcance, fere o orientador o Código de Ética Odontológica.

b. eximir-se de responsabilidade nos trabalhos executados em pacientes pelos alunos;

A formação técnica e ética do estudante é responsabilidade do professor. O aluno atua em pacientes, no âmbito acadêmico, sob a supervisão de seu orientador, e este é o responsável perante o paciente e a instituição de ensino.

Nesse particular, temos que a única exceção admitida em lei, para a prática do "exercício ilegal da Odontologia", é a instrução monitorada e controlada, pela aula prática, como complementação do ensino.

As previsões para tal possibilidade decorrem da Lei nº 6.494/77 e estão revistas na Consolidação das Normas de Procedimento nos Conselhos de Odontologia, atual Resolução 63/2005 que traz as seguintes recomendações:

Capítulo VII
Estágio de Estudante de Odontologia

Art. 28. É lícito o trabalho de estudante de Odontologia, obedecida à legislação de ensino e, como estagiário, quando observados, integralmente, os dispositivos constantes na Lei nº 6.494, de 7 de dezembro de 1977, no Decreto-Lei nº 87.497, de 18 de agosto de 1982, e nestas normas.

Art. 29. O exercício de atividades odontológicas por parte de estudantes de Odontologia, em desacordo com as disposições referidas no artigo anterior, configura exercício ilegal da Odontologia, sendo passíveis de implicações éticas os cirurgiões-dentistas que permitirem ou tolerarem tais situações.

Art. 31. As atividades do estágio curricular poderão ser realizadas na comunidade em geral ou junto a pessoas jurídicas de direito público ou privado, sob a responsabilidade e coordenação direta de cirurgião-dentista professor da instituição de ensino em que esteja o aluno matriculado, atendidas as exigências contidas no artigo 5º do Decreto-Lei nº 87.497, de 18 de agosto de 1982.

Portanto, fica clara a recomendação da legislação quanto à responsabilidade do orientador.

c. utilizar-se da influência do cargo para aliciamento e/ou encaminhamento de pacientes para clínica particular;

A prática do aliciamento, nesse contexto, reveste-se de maior gravidade. Trata-se do mestre sendo responsável pelo "mau exemplo" aos alunos.

A prática ora descrita é absolutamente clara de aliciamento de clientela, assim, ficam válidas as notas prestadas nos artigo 9º, Inciso III, e artigo 24, e respectivos incisos.

d. participar direta ou indiretamente da comercialização de órgãos e tecidos humanos;

Além de infração ética gravíssima, é também crime previsto em lei.

Com relação à ética, estamos frente ao princípio hipocrático expressado pela frase latina *Primum non nocere*, ou seja, *Primeiramente não prejudicar*.

A comercialização de órgãos humanos é também abominável do ponto de vista dos direitos humanos. No Brasil há previsão no artigo 199, parágrafo 4º, da Constituição da República, que diz ser vedado todo tipo de comercialização de órgãos, tecidos e substâncias humanas. Tal conceituação, por certo, invoca a moralidade contida no direito humano pelo qual todo cidadão deve ser protegido pela lei contra o invasor e opressor.

Uma análise ética da questão da comercialização de órgãos pode nos levar a situações ainda mais complexas. O mercado, por vezes disputado, visando o lucro, pode desabar em comportamentos impróprios e abomináveis como agenciamento de vendas de órgãos e tecidos, levando a uma consequência irreversível de morte conhecida por ortotanasia. Então, tipificado o crime.

Uma das iniciativas mundiais para evitar tal colapso dos valores humanos nasceu na Declaração de Bruxelas, Bélgica, adotada pela 37ª Assembléia Geral da Associação Médica Mundial em outubro de 1985, que assim foi redigida:

"Considerando o fato de que se desenvolveu um comércio de lucro financeiro considerável com rins de pessoas vivas em países subdesenvolvidos para transplantes na Europa e nos Estados Unidos da América mais recentemente:

- *A Associação Médica Mundial condena a compra e a venda de órgãos humanos para transplante.*
- *A Associação Médica Mundial conclama os governos de todos os países a dar passos efetivos no sentido de prevenir o uso comercial de órgãos humanos".*

Desde 1997, com a aplicação da Lei nº 9.434, o Brasil condena a comercialização de órgãos, e qualquer pessoa envolvida nesse tipo de atividade ilícita, se sujeita a pena de três a oito anos de prisão, sem prejuízo da punição administrativa.

e. utilizar-se de material didático de outrem, sem as devidas anuência e autorização.

Trata-se de usurpação de produção intelectual de outro. Tem implicações éticas e legais.

As previsões legais já estavam inseridas na Lei nº 5.988/73, de forma a prever as sanções civis, sem prejuízo das criminais, pela apropriação da obra ou criação alheia, sem a autorização do seu criador.

A Lei nº 9.610/98, também chamada de nova Lei dos Direitos Autorais, trouxe inúmeras inovações em defesa da criação do autor, onde, a começar pelo seu artigo 28, estabelece que "*Cabe ao autor o direito exclusivo de utilizar, fruir e dispor da obra literária, artística ou cientifica".*

A seguir vem o artigo 29 e incisos, uma perfeita e restritiva determinação:

Art. 29. Depende de autorização prévia e expressa do autor a utilização da obra, por quaisquer modalidades, tais como:

I - a reprodução parcial ou integral;

II - a edição;

III - a adaptação, o arranjo musical e quaisquer outras transformações;

IV - a tradução para qualquer idioma;

V - a inclusão em fonograma ou produção audiovisual.

Nossa posição é a de que o uso do material didático configura a "falsidade ideológica" ou "estelionato intelectual".

A Constituição Federal em seu art. 5º, XVII, alerta: "*aos autores pertence o direito exclusivo de utilização, publicação ou reprodução de suas obras, transmissível aos herdeiros pelo tempo que a lei fixar*".

O mesmo é de se dizer do plágio, uso disfarçado da obra, ou seja, a obra original é maquiada, alterada ou modificada de forma a não comprometer seu conteúdo básico, sua raiz, mas continua sendo trabalho alheio, assim, também reprovável e com forte previsão legal pela própria Constituição Federal em seu artigo 5º, XXVII, e artigo 184 e parágrafos, do Código Penal Brasileiro.

Constituição Federal Art. 5º: "*Todos são iguais perante a lei, sem distinção de qualquer natureza, garantindo-se aos brasileiros e aos estrangeiros residentes no país a inviolabilidade do direito à vida, à liberdade, à igualdade, à segurança e à propriedade, nos termos seguintes:*

XXVII. aos autores pertence o direito exclusivo de utilização, publicação ou reprodução de suas obras, transmissível aos herdeiros pelo tempo que a lei fixar".

O Código Civil *"art. 184. Violar direitos de autor e os que lhe são conexos:*

Pena - detenção, de 3 (três) meses a 1 (um) ano, ou multa".

"§ 1º. Se a violação consistir em reprodução total ou parcial, com o intuito de lucro direto ou indireto, por qualquer meio ou processo, de obra intelectual, interpretação, execução ou fonograma, **sem autorização expressa do autor**, do artista intérprete ou executante, do produtor, conforme o caso, ou de **quem os represente:"**

"§ 2º. Na mesma pena do § 1º incorre quem, com o intuito de lucro direto ou indireto, distribui, vende, expõe à venda, aluga, introduz no País, adquire, oculta, tem em depósito, original ou cópia de obra intelectual ou fonograma reproduzido com violação do direito de autor, do direito de artista intérprete ou executante ou do direito de produtor de fonograma, ou, ainda, aluga original ou cópia de obra intelectual ou fonograma, sem a expressa autorização dos titulares dos direitos ou de quem os represente.

Pena – reclusão, de 2 (dois) a 4 (quatro) anos, e multa."

As penas civis estão previstas nos artigos 186 e 927 do Código Civil Brasileiro, que assim se expressa:

"Art. 186. Aquele que por ação ou omissão voluntária, negligência ou imprudência violar direito, ou causar dano a outrem, ainda que exclusivamente moral, comete ato ilícito".

"Art. 927. Aquele que, por ato ilícito (art. 186 e 187), causar danos a outrem, fica obrigado a repará-lo".

"Parágrafo único. Haverá obrigação de reparar o dano, independentemente de culpa, nos casos especificados em lei, ou quando a atividade normalmente desenvolvida pelo autor do dano implicar, por sua natureza, risco para os direitos de outrem."

14. Das Entidades de Classe – Artigos 28 a 30

Capítulo XIII

Das Entidades de Classe

Art. 28. Compete às entidades de classe, através de seu presidente, fazer as comunicações pertinentes que sejam de indiscutível interesse público.

Importante ressaltar o papel das entidades de classe como instrumento reivindicativo dos interesses das categorias, as quais têm vital importância para a manutenção de conquistas históricas por parte dos trabalhadores a elas filiados. Tais comunicações com o meio social, obrigatoriamente, devem estar em conformidade com as recomendações desse Código de Ética Odontológica, nos limites e nas orientações, em especial, os referidos nos artigos 31 a 36.

Mas o que é comunicação de interesse público? O seu principal diferencial é o foco, o que se pretende comunicar e a quem se pretende atingir, e que não objetive apenas exaltar os feitos sociais de uma entidade, ou que agregue valor à sua imagem individual. Será necessário compreender que esse tipo de ação busca um efeito concreto em seus receptores, contribuindo para aumentar, de alguma forma, sua qualidade de vida. Portanto, comunicação de interesse público é toda forma de comunicação que tem como objetivo levar uma informação à população que traga resultados concretos para o indivíduo e para sociedade.

Sob esse título encontram-se as associações esportivas, culturais, sociais e científicas, os sindicatos, as federações e as confederações, os clubes, as sociedades de especialistas, tanto de cirurgiões-dentistas quanto das profissões auxiliares, as academias, os Conselhos Regionais e o Conselho Federal.

Parágrafo único. Esta atribuição poderá ser delegada, sem prejuízo da responsabilidade solidária do titular.

O dirigente de entidade de classe pode valer-se de auxiliares, comitês e comissões para a gestão da entidade. A delegação de competências, no entanto, não o exime de sua responsabilidade pela "correção ética das ações". Isso não significa que o detentor da delegação não responde pelas infrações e sim que é dever do dirigente zelar por essa correção, apurar e propor punição aos infratores sob pena de ser, ele próprio, penalizado.

Sempre é importante registrar que a responsabilidade pela expressão pública da entidade terá como autoridade responsável a figura de seu representante legal, que, investido na função de gestão direta ou indireta, pratica, inclusive até por delegação de função, eventual ato impróprio.

Art. 29. Cabe ao presidente e ao infrator a responsabilidade pelas infrações éticas cometidas em nome da entidade.

Responsabilidade é a característica vinculada à obrigação de responder por um ato ou omissão, imediatamente resultante dela. Nem sempre o responsável por um dano é quem o causa.

Por via da responsabilidade subsidiária ou solidária podem vir a ser responsabilizadas pessoas que não tiverem causado o dano, de forma direta. Logo, quando há responsabilidade subsidiária ou solidária o terceiro pode vir a responder pelo ato.

Mas, afinal, o que quer dizer subsidiariedade e/ou solidariedade? Por subsidiária entende-se a responsabilidade daquele que é obrigado a complementar o que o causador do dano ou débito não foi capaz de arcar sozinho. Ou seja, se o terceiro, nomeado pelo responsável, não foi capaz de praticar o ato de forma legal, aquele que lhe outorgou a responsabilidade deve complementar o ato, de forma a evitar o prejuízo. Não o fazendo, concorre respondendo pelo ato delegado. Por solidariedade entende-se a responsabilidade igual, equivalente, da mesma natureza. Ou seja, tanto o outorgado quanto o outorgante respondem em igualdade de condições pelo ato praticado, independentemente da autoria direta.

No caso da responsabilidade subsidiária, o código civil trata dela explicitamente, para o caso das associações/sociedades civis, a partir do artigo 264.

Art. 30. Constitui infração ética:

I. servir-se da entidade para promoção própria ou obtenção de vantagens pessoais;

Convém notar que a lei não proíbe a publicidade, de caráter informativo, dos atos, programas, serviços e campanhas das entidades, vedando, apenas, aquele que tem por objetivo, a promoção pessoal. Os que enaltecem e evidenciam a pessoa interessada e não a instituição da qual fazem parte.

A vedação em causa quer revestir de inegável sentido de intencionalidade ético-jurídica, neutralizar qualquer gesto menor tendente a reduzir a publicidade da Instituição à dimensão meramente pessoal do interessado, impedindo, desse modo, que o espaço reservado à entidade viesse a constituir objeto de ilegítima apropriação por parte dos que desejassem a promoção pessoal.

Em se tratando de entidade pública a peremptória vedação constitucional inscrita no art. 37, § 1°, da lei fundamental da República, que busca inibir qualquer possibilidade de manipulação da *res publica*, para efeito de coibir promoção pessoal.

No caráter particular, pode chegar a representar um ato de propaganda desleal, antiético, reprovável e punível administrativamente e, suas eventuais consequências, seguem a linha da imputação de falta civil e criminal.

II. prejudicar moral ou materialmente a entidade;

A premissa é que a entidade tenha o interesse de agir contra o dano. Para que se possa iniciar qualquer processo de natureza administrativa ou judicial é preciso a motivação, decorrente de ferimento à lei ou provocada por uma pessoa jurídica ou física, que tenha a legitimidade para agir em nome e pelo interesse da entidade.

Do interesse de agir, vale dizer o amplo direito conferido ao cidadão de solicitar do poder administrativo ou judiciário um pronunciamento sobre o caso concreto. É o querer como condição motivadora.

Em princípio, a legitimidade para agir configura a legitimidade *ad causam* que envolve a indagação fundamental de quem é o titular para movimentar a pretensão. A regra geral é que o direito de ação compete a quem tem o interesse legítimo na pretensão. O art. 1º do Código Civil Brasileiro prescreve que "toda pessoa é capaz de direitos e deveres na ordem civil", assim, "o direito de ação compete a quem tem o interesse legítimo à pretensão, pertencendo, em regra, à vítima que sofreu uma lesão à sua pessoa (dano moral) ou à sua integridade física (dano estético), o direito de pleitear, judicialmente, a indenização pelos danos extrapatrimoniais suportados, desde que, é claro, comprove o nexo de causalidade entre o dano sofrido e o ato ilícito praticado pelo ofensor. Portanto, falamos do prejudicado ou quem o represente legalmente".

III. usar o nome da entidade para promoção de produtos comerciais sem que os mesmos tenham sido testados e comprovada sua eficácia na forma da lei;

A questão se afigura como uma contravenção, primeiro por não ter atendido os requisitos de lei, a comprovada eficácia requerida, segundo pelo uso indevido do nome da entidade para a promoção do produto comercial.

Entendemos que o direito que há sobre o nome empresarial é um direito da personalidade, na mesma linha que leciona o Professor Alexandre Freitas de Assumpção Alves. Tal natureza se justifica pelo artigo 52 do Código Civil, que atribui às pessoas jurídicas os direitos da personalidade, dentre os quais estaria o direito ao nome (art. 16 do Código Civil). Fundamos a argumentação com o disposto no artigo 1.164 do Código Civil que veda a alienação do nome empresarial. Pois, certo é que, diretamente ligado à existência da personalidade jurídica, então, quem tem personalidade jurídica tem direitos da personalidade.

Assim vemos que há, pelo uso indevido do nome da entidade, além de uma agressão ética, um dano que pode requerer uma indenização a depender do interesse da entidade.

Outra questão é a da divulgação e comercialização de produtos que não tenham sido licenciados, aprovados e ou testados adequadamente, ferindo especialmente a Lei Penal e Lei nº 6.360/76 que regula normas de vigilância sanitária instituídas para os medicamentos, as drogas, os insumos farmacêuticos e correlatos, definidos na Lei nº 5.991, de 17 de dezembro de 1973, bem como os produtos de higiene, os cosméticos, os perfumes, os saneantes domissanitários, produtos destinados à correção estética e outros.

Diz a Lei nº 6.360/76, ao se referir a alguns produtos específicos:

Art. 3º. Para os efeitos desta Lei, além das definições estabelecidas nos incisos I, II, III, IV, V e VII do Art. 4º da Lei nº 5.991, de 17 de dezembro de 1973, são adotadas as seguintes:

XXI. Medicamento Genérico – medicamento similar a um produto de referência ou inovador, que se pretende ser com este intercambiável, geralmente produzido após a expiração ou a renúncia da proteção patentária ou de outros direitos de exclusividade, comprovada sua eficácia, segurança e qualidade, e designado pela DCB ou, na sua ausência, pela DCI (acrescentado pela L-9.787-1999).

XXII. Medicamento de Referência – produto inovador registrado no órgão federal responsável pela vigilância sanitária e comercializado no País, cuja eficácia, segurança e qualidade foram comprovadas cientificamente junto ao órgão federal competente, por ocasião do registro (acrescentado pela L-009.787-1999).

O exercício de tal prática, pela recomendação da Anvisa, o registro de medicamento novo é concedido desde que sejam comprovadas a qualidade, a eficácia e a segurança do medicamento, sendo as duas últimas baseadas na avaliação de estudos clínicos realizados para testá-lo para essas indicações.

IV. desrespeitar entidade, injuriar ou difamar seus diretores.

Imputar fato ofensivo à reputação de alguém é crime, seja o ofendido pessoa jurídica ou física. O artigo 138 refere-se à ofensa caluniosa, reprimindo-a com pena de seis meses a dois anos de prisão e multa. O artigo 139 do Código Penal prevê pena de três meses a um ano, além de multa, a quem difamar alguém, imputando-lhe fato ofensivo à sua reputação. O artigo 140 estabelece pena de um a seis meses, além de multa, à pessoa que injuriar alguém. Estabelece também alguns agravantes se o crime se referir à raça, etc. A depender do conteúdo difamatório ou injurioso, além da prisão, pode o ofendido requerer do ofensor a reparação civil pelos efeitos danosos causados.

Também a Lei de Imprensa previne a abusividade e tipifica como crime a injúria ou a difamação e assim procede em seu artigo 21, 22 e 49 (Lei nº 5.250/67):

Art. 21. Difamar alguém, imputando-lhe fato ofensivo à sua reputação:

Pena - detenção, de 3 (três) a 18 (dezoito) meses, e multa de 2 (dois) a 10 (dez) salários mínimos da região.

Art. 22. Injuriar alguém, ofendendo-lhe a dignidade ou decoro:

Pena - detenção, de 1 (um) mês a 1 (um) ano, ou multa de 1 (um) a 10 (dez) salários mínimos da região.

Art. 49. Aquele que no exercício da liberdade de manifestação de pensamento e de informação, com dolo ou culpa, viola direito, ou causa prejuízo a outrem, fica obrigado a reparar.

Para uma melhor compreensão transcrevemos os posicionamentos de tribunais que retratam cada uma das hipóteses com muita precisão:

TACrSP – JTACRIM 92/61. ***Calúnia** é a falsa imputação a alguém de fato definido como crime; difamar é imputar a alguém fato não criminoso, ofensivo à sua reputação. Nos dois delitos se atribui fato determinado, com a diferença de que na difamação tal fato não é crime. Na injúria, não se imputa fato determinado, mas são enunciados fatos de modo vago e genérico, atribuindo a alguém qualidades negativas ou defeitos.*

STJ – RT 752/532. *"Para a caracterização do crime de calúnia é necessária a presença da falsidade, onde o ofensor tem a consciência de atribuir ao ofendido a prática de um ato delituoso, sabendo não corresponder à verdade".*

TJPB – Ap. 2000.003392-8 – CCrim. – Rel. Des. Raiff Fernandes de Carvalho Júnior – J. 21.09.2000. *"A **difamação** se caracteriza pela atribuição de fatos determinados que, embora não sejam definidos como crime, incidem na reprovação moral."*

Os verbos "injuriar e difamar" definem ações de fácil compreensão pelas implicações legais (área civil e criminal) que encerram.

Quanto ao verbo "desrespeitar", no contexto do Código de Ética, merece alguma reflexão para um melhor entendimento de seu significado e aplicação.

Aurélio Buarque em seu *Dicionário da Língua Portuguesa*[28] apresenta os seguintes verbetes: Desrespeitar. Vt.d 1. Faltar ao respeito a; desacatar. Respeitar. Vt.d 1. Tratar com reverência ou acatamento; honrar. 2........3. Tomar em consideração; ter em conta; atender a; considerar. 4. Seguir as determinações de; cumprir, observar, acatar.

Tendo o verbo desrespeitar sentido inverso a respeitar, "desrespeitar entidade" pode ser interpretado como "deixar de acatar (desacatar)", por exemplo, orientação do Conselho Regional nas condições descritas no artigo 42, inciso III, ou deixar de cumprir determinação desse Conselho, como previsto no inciso VI do mesmo artigo desse código.

Outra forma de "desrespeitar entidade" seria dar declarações públicas de que não reconhece a "competência" do Conselho Regional para fiscalizar a atuação, na área odontológica de sua jurisdição, de pessoas jurídicas inscritas em outro Conselho Regional. Negar-se a efetuar a inscrição constitui "ilegalidade prevista" na legislação e, nesse caso, o enquadramento é distinto.

Inúmeras situações poderiam ser enquadradas nesse dispositivo; ele tem grande aplicação.

Portanto, a prática de ações caluniosas, difamatórias ou injuriosas, sejam dirigidas à pessoa física ou jurídica, dentro do âmbito da Odontologia, é conceitualmente infração ética, punível no sentido de sua previsão, independentemente das esferas civil e criminal como visto. Bem verdade que tratamos de elementos subjetivos como a intenção e a existência de um fato determinado tipificador. Assim, "a ausência do elemento subjetivo, do dolo, do *animus calumniandi*, são suficientes à descaracterização da imputação".

15. Da Comunicação em Odontologia – Artigos 31 a 38

Resolução CFO-071/2006

Altera a redação do Capítulo XIV do Código de Ética Odontológica.

O Presidente do Conselho Federal de Odontologia, no uso de suas atribuições legais, cumprindo deliberação do Plenário do Conselho Federal de Odontologia, na CCIX Reunião Ordinária, de 25 de maio de 2006, que referendou as decisões da CCVII Reunião Ordinária do Plenário do Conselho Federal de Odontologia - Assembleia Conjunta com os Conselhos Regionais de Odontologia, em Recife, nos dias 6 e 7 de abril de 2006,

RESOLVE:

Art.1º O Capítulo XIV - DA COMUNICAÇÃO, do Código de Ética Odontológica, aprovado pela Resolução CFO-042, de 20 de maio de 2003, publicada no *Diário Oficial da União*, Seção 1, nº 97, p. 66, de 22 de maio de 2003, passa a vigorar com a seguinte redação.

Art. 2º Esta Resolução entrará em vigor na data de sua publicação na Imprensa Oficial, revogando-se as disposições em contrário.

Rio de Janeiro, 6 de junho de 2006.

Marcos Luis Macedo de Santana, CD
SECRETÁRIO

Miguel Álvaro Santiago Nobre, CD
PRESIDENTE

CAPÍTULO XIV
DA COMUNICAÇÃO

Art. 31. A comunicação e a divulgação em Odontologia obedecerão ao disposto neste código.

Este artigo e seus parágrafos requerem uma adequação em sua redação, a fim de elucidar melhor suas vedações e permissões.

Portanto, de princípio, convém esclarecer que a relação ora estabelecida vincula-se estruturalmente com o dever do profissional ou estabelecimentos voltados à prestação de serviços odontológicos e o seu conselho de classe, advindos das recomendações da Lei nº 4.324/64 seu Decreto-Lei nº 68.704/71 com as atualizações decorrentes e Consolidação das Normas do Conselho Federal de Odontologia.

Para tal mister, o Código de Ética Odontológica previne o profissional e as demais prestadoras de assistência odontológica de suas limitações, cujo princípio basilar será o do respeito inter, entre estes e o Conselho.

Dessa forma não se vislumbra qualquer vínculo, nem guarda relação com o Código de Defesa do Consumidor, vindo este a regular a relação desses profissionais e prestadores de assistência odontológica com o mercado. Relação direta de consumo entre o prestador do serviço e o consumidor.

No entanto, não têm quando se está diante de clínicas ou prestadores de assistência odontológica ou planos assistenciais, com personalidade jurídica, verdadeiras *empresas* (afastado o caráter comercial) prestadoras de serviços profissionais, são elas civil e objetivamente responsáveis pelos atos ruinosos ao consumidor, mesmo que praticados por cirurgiões-dentistas integrantes de seu quadro de funcionários.

Aqui, pois, não se há de falar em elemento subjetivo da conduta, sendo totalmente indiferente se o cirurgião-dentista agiu com dolo ou culpa, em relação ao mercado, mesmo porque não será ele quem participará da relação jurídico-processual, depositando-se a pertinência subjetiva passiva da ação apenas e tão-somente na pessoa jurídica sociedade civil – empresa.

Sem maiores digressões a respeito da relação profissional entre o cirurgião-dentista ou clínicas prestadoras de serviços odontológicos e o mercado, para a compreensão do divórcio do campo de atuação dessa recomendação legal, Código de Defesa do Consumidor, e a relação daqueles que atuam no campo da

Odontologia voltados, portanto, ao respeito das suas recomendações específicas com os Conselhos Federal e Regionais, vale frisar ainda.

Com o advento do Código de Defesa do Consumidor houve uma grande revolução no âmbito da responsabilidade civil, pois o referido diploma acabou por inverter seu fundamento, passando da teoria subjetiva, calcada na culpa, para a objetiva, decorrente do risco da atividade profissional.

Assim, o chamado fornecedor de produtos e serviços, que naquele "Codex" assume mais de uma feição, passou a responder objetivamente pelos danos causados aos consumidores, isto é, ainda que não tenha agido com culpa.

A par dessa inovação legal, tem-se que aquele código, ao traçar a responsabilidade civil dos profissionais liberais, deixou-os de fora daquela alteração, pois o parágrafo 4º de seu artigo 14 veio assim dispor: "A responsabilidade pessoal dos profissionais liberais será apurada mediante a verificação de culpa". Infere-se, pois, que nesse aspecto o Código de Defesa do Consumidor manteve o fundamento subjetivista.

Assim é que, suportando o dano, aí entendido o de ordem material e o de cunho moral (dano extrapatrimonial), cabe ao lesado comprovar não somente a ação ou omissão ilícita do ofensor, das quais tal prejuízo foi originado (nexo de causalidade), mas também a culpa do autor da ofensa, sem o que não há que se falar no dever de reparação. Como exemplo, podemos falar na oferta divulgada de serviços que não atendidos como proposto causa ofensa às recomendações da lei de consumo.

Porém, à vista da inovação trazida pelo Código do Consumidor, que evoluiu para o campo da responsabilidade sem culpa, é de se indagar se o legislador andou bem, ao permanecer no campo da teoria subjetiva para o caso dos profissionais liberais. Aqui fica repousada nossa dúvida!

A doutrina mais autorizada não tem dúvida em enquadrar a relação do profissional liberal com o seu cliente dentro do contexto daquele diploma consumerista. Afinal, se assim não fosse, por certo que não teria o código um dispositivo especial, reservado ao referido profissional, tal o caso do parágrafo 4º de seu artigo 14.

Com efeito, isso se justifica porque os profissionais liberais, que mantêm com seus clientes um vínculo de natureza essencialmente contratual, eis que decorrente de um acordo de vontade entre as partes, quando atuam nessa condição (de profissionais liberais), entabulam avenças cujo conteúdo encerra uma obrigação de "meio" e não obrigação de "resultado". Salvo inúmeras promessas divulgadas como "antes e depois", que envereda a categoria na faixa de risco de tal promessa.

Conforme já salientado, existe vínculo jurídico entre o profissional liberal e o seu cliente, o qual assume uma feição nitidamente contratual. Enfim, deve o profissional entregar sempre o que prometeu; esta relação, é sim, de consumo. Contudo, afastadas as eventuais dúvidas voltemos ao tema específico, do profissional ou prestador de serviços para com o conselho de classe, subordinação normativa e legal.

As vedações do parágrafo primeiro referem-se a "anúncios, propagandas ou publicidades" dirigidas ao público em geral.

Para maior clareza, deveria estar explicitado que a vedação é ao anúncio, propaganda ou publicidade "dos serviços oferecidos", pois estes sim não podem ser prestados diretamente ao paciente, pelo técnico em prótese dentária (TPD) e auxiliar de prótese dentária (APD), ou sem a supervisão direta do cirurgião-dentista, pelos demais auxiliares (TSB e ASB).

Ressalvando, sempre, os limites de tais atuações que, mesmo supervisionadas, são defesas a esses profissionais não habilitados, resultando em enorme risco direto ao profissional que as delegar.

Um cartão de visita que estampe o nome da profissão do TPD, do TSB, do ASB ou APD, assim como a "placa externa" indicativa do local onde está localizado o laboratório ou oficina de prótese, desde que atenda ao disposto nos artigos 32 e 33 deste código, e não anunciem ou façam alusão aos serviços prestados pelo estabelecimento, pessoa física ou jurídica, parece exagero ser proibido. Afinal, as profissões auxiliares são regulamentadas pelo Conselho Federal, os profissionais são inscritos nos Conselhos Regionais, têm autorização de exercerem seus misteres e, sobretudo, não são clandestinos.

Portanto, a nosso ver são lícitas.

§ 1º. É vedado aos profissionais auxiliares, como os técnicos em prótese dentária, atendente de consultório dentário, técnico em higiene dental, auxiliar de prótese dentária, bem como aos laboratórios de prótese dentária fazer anúncios, propagandas ou publicidade dirigida ao público em geral.

A vedação ora recomendada é expressa.

A lei 11889/2008 alterou a denominação de Técnico em Higiene Dental e Atendente de Consultório Dentário para Técnico em Saúde Bucal e Auxiliar em Saúde Bucal, respectivamente.

§ 2º. Aos profissionais citados no § 1º serão permitidas propagandas em revistas, jornais ou folhetos especializados, desde que dirigidas aos cirurgiões-dentistas, e acompanhadas do nome do profissional ou do laboratório, do seu responsável técnico e do número de inscrição no Conselho Regional de Odontologia.

O inciso IV do artigo 10 da Lei 11889/2008 proíbe o ASB de fazer "propaganda de seus serviços" mesmo em veículos especializados da área odontológica.

Aos profissionais TSB, ASB e APD não interessa, e não tem sentido, anunciarem suas profissões na lista telefônica. Mas, e ao laboratório de prótese ou o TPD que tem sua oficina autônoma? Estão proibidos de figurarem na lista telefônica de sua cidade ou bairro? E quanto aos classificados de empregos dos grandes jornais? Está o profissional auxiliar impedido de anunciar nesses classificados que está "buscando um emprego"?

Existe vedação ética para a colocação de tais anúncios, contudo, a nosso ver, atendidos o conceito de discrição e moderação no que diz respeito não apenas ao conteúdo e à forma, mas também ao local, podem ser divulgados. O que importa no caso não é a moderação do anúncio, mas a moderação do local onde ele será inserido. Os laboratórios devem ter seus espaços, evidente, sem objetivarem o público em geral, mas dirigidos aos profissionais cirurgiões-dentistas ou clínicas prestadoras de serviços odontológicos. Ou seja, podem ser veiculados desde que atendam o requisito de oferta restrita à categoria, ademais de que dispõem os Conselhos Regionais de meios adequados a inibir a atuação direta de tais profissionais com o paciente, este é o meio que deverá ser exercido.

SEÇÃO I
DO ANÚNCIO, DA PROPAGANDA E DA PUBLICIDADE

Art. 32. Os anúncios, a propaganda e a publicidade poderão ser feitos desde que obedecidos os preceitos deste Código como da veracidade, da decência, da respeitabilidade e da honestidade.

Aqui se encontra resumido o espírito deste código. Sua peça publicitária pode ser veiculada por qualquer mídia, desde que: propague a verdade, não afronte os costumes e não vulgarize a profissão, respeite a sociedade e seus colegas e seja honesto. Esses são os parâmetros.

Ademais, tais recomendações se encontram em consonância com a lei adjetiva, portanto restritas.

A publicidade é um dos temas mais complexos do Direito. Desafia o legislador, o aplicador e a doutrina, seja com sua relevância e imprescindibilidade ao funcionamento da relação da classe e mesmo desta para com o mercado de consumo, seja com suas múltiplas facetas, um fato jurídico em permanente transformação.

Art. 33. Na comunicação e na divulgação é obrigatório constar o nome e o número da inscrição da pessoa física ou jurídica, bem como o nome representativo da profissão de cirurgião-dentista e também das demais profissões auxiliares regulamentadas. No caso de pessoas jurídicas, também o nome e o número de inscrição do responsável técnico.

PESSOA FÍSICA

- nome do profissional;
- número de inscrição no CRO da jurisdição em que atua;
- a profissão de: cirurgião-dentista, ou cirurgiã-dentista, ou técnico(a) em prótese dentária, ou técnico(a) em saúde bucal, ou auxiliar de consultório em saúde bucal, ou auxiliar de prótese dentária.

PESSOA JURÍDICA

- nome da empresa (razão social ou fantasia registrada no CRO);
- número de inscrição no CRO;
- o termo – responsável técnico;
- nome, profissão e inscrição do responsável técnico no CRO.

Quando da comunicação em rádio, jornal, televisão, revista, panfleto, *folder*, cartão de visita, receituário, brindes, cartão de agendamento de consulta, folha de ofício, ficha clínica, placa, *outdoor*, seja qual for o veículo empregado é indispensável constar:

§ 1º. Poderão ainda constar na comunicação e divulgação:

áreas de atuação, procedimentos e técnicas de tratamento, desde que precedidos do título da especialidade registrada no CRO ou qualificação profissional de clínico geral. Áreas de atuação são procedimentos pertinentes às especialidades reconhecidas pelo CFO.

A nova redação desse inciso trouxe profundas modificações no anúncio das atividades profissionais no âmbito da Odontologia.

Em uma primeira leitura, dada a amplitude desse texto, suscita muitas dúvidas. No entanto, uma análise mais apurada revela sua adequação aos anseios e às necessidades dos cirurgiões-dentistas, tanto clínicos gerais quanto especialistas.

Em discussões, seminários e fóruns que antecederam e culminaram na III Conferência Nacional de Ética Odontológica – III Coneo, realizada em 14 de dezembro de 2002, em Florianópolis, SC, cujo relatório final serviu de base para a elaboração do Código de Ética Odontológica 2003, sempre aparecia como assunto "emergente" a necessidade de se "permitir" a divulgação de procedimentos clínicos.

Isso sempre foi colocado como necessário para facilitar o entendimento, pelos leigos, uma vez que muitas vezes o nome da especialidade não explicita a área de atuação.

É discussão antiga na classe. De um lado, os especialistas temerosos da possível vulgarização e de outro, os clínicos gerais necessitando divulgar suas habilidades profissionais, para as quais estão legitimamente habilitados.

Com o texto atual, chegou-se a uma fórmula que contempla o clínico geral, respeitando o especialista e, mais, possibilitando a este também divulgar o seu trabalho em uma linguagem mais acessível ao público leigo.

"Com a nova redação, o profissional sem diploma de especialidade poderá anunciar uma eventual atividade circunscrita a uma especialização, desde que, obrigatoriamente, informe ao lado sua condição de "clínico geral."[13]

"Foi uma decisão sábia, pois o cirurgião-dentista informa a verdade sem induzir o consumidor ao engano", assim se expressou o Dr. Marcos Santana-CD,[13] que presidiu a Comissão de Sistematização das Propostas dos Conselhos Regionais.

Trata-se de um avanço inegável que, no entanto, deverá ser bem compreendido pelos profissionais, mormente os clínicos gerais, para que seja aplicado com sabedoria. O objetivo é melhorar a comunicação com o público leigo evitando-se a indesejável banalização.

I. as especialidades nas quais o cirurgião-dentista esteja inscrito no CRO;

Só ao especialista é permitido anunciar "nome de especialidade".

Nunca é demais lembrar: não basta ter o título (diploma) de especialista. Para anunciar é necessário o registro e a inscrição da especialidade no sistema CFO/CRO.

II. os títulos de formação acadêmica stricto sensu *e do magistério relativos à profissão;*

O Conselho Regional poderá solicitar a comprovação da titularidade anunciada, caso a mesma não esteja lançada no cadastro do profissional no CFO.

III. endereço, telefone, fax, endereço eletrônico, horário de trabalho, convênios, credenciamentos e atendimento domiciliar;

A operadora do convênio ou credenciamento anunciado deve, obrigatoriamente, ter inscrição no Conselho Regional da jurisdição onde o profissional exerce sua atividade, pois, caso contrário, estará infringindo o artigo 5º, inciso XIV, deste código.

IV. logomarca e/ou logotipo;

A logomarca anunciada por pessoa física não pode sugerir "organização, entidade, grupo, clínica, etc.". Havendo essa conotação, deverá ser registrada como pessoa jurídica.

V. a expressão "CLÍNICO GERAL", pelos profissionais que exerçam atividades pertinentes à Odontologia decorrentes de conhecimentos adquiridos em curso de graduação ou em cursos de pós-graduação.

§ 2º. No caso de pessoa jurídica, quando forem referidas ou ilustradas especialidades, deverão possuir ao seu serviço profissional inscrito no CRO nas especialidades anunciadas, devendo, ainda, ser disponibilizada ao público a relação destes profissionais com suas qualificações, bem como os clínicos gerais com suas respectivas áreas de atuação, quando houver.

Anunciar "especialidade" implica a obrigação de apresentar o respectivo profissional especialista.

Anunciar "procedimento" ou sugerir com fotografias ou desenhos a atuação em determinada área, deverá ser apresentado o especialista ou clínico geral responsável por aquele serviço.

Em qualquer dos casos, o nome do profissional, sua inscrição no Conselho Regional e sua especialidade ou área de atuação como clínico geral deverão estar comunicados formalmente, por ofício, ao Conselho Regional da jurisdição e atualizados sempre que ocorrer alteração (entrada ou saída de profissionais).

A relação dos profissionais (cirurgiões-dentistas e auxiliares) que atuam na entidade, com suas respectivas habilitações, deverá estar disponível ao público, em local de fácil acesso.

No contexto deste capítulo, será de suma importância observar que o profissional compreendeu o sentido ético da publicidade ou da propaganda e marketing em sua forma essencial, aquela que busca conquistar um número cada vez maior de clientela, que, atraída pelo chamamento e motivada pela oferta, recorre ao seu consultório. Nesse ponto há que se medir o sentido ético intraclasse.

Note-se que a atividade da propaganda ou publicidade no Brasil é regida por várias entidades, que vão desde a ABA (Associação Brasileira de Anunciantes) até o Conar (Conselho Nacional de Autorregulamentação Publicitária). No Caso da Odontologia há também o CRO (Conselho Regional de Odontologia), a Anvisa (Agencia Nacional de Vigilância Sanitária) e o Ministério da Saúde.

Muitos autores definem a ética profissional como sendo um conjunto de normas de conduta que deverão ser postas em prática no exercício de qualquer profissão. Seria a ação "reguladora" da ética agindo no desempenho das profissões, fazendo com que o profissional respeite seu semelhante quando no exercício da sua profissão.

Sendo a ética inerente à vida humana, sua importância é bastante evidenciada na vida profissional, porque cada profissional tem responsabilidades individuais e responsabilidades sociais, pois envolvem pessoas que dela se beneficiam.

A consciência de grupo tem surgido, então, quase sempre, mais por interesse de defesa do que por altruísmo.

Isso porque, garantida a liberdade de trabalho, se não se regular e tutelar a conduta, o individualismo pode transformar a vida dos profissionais em reciprocidade de agressão.

Tal luta quase sempre se processa através de aviltamento de preços, propaganda enganosa, calúnias, difamações, tramas, tudo na ânsia de ganhar mercado e subtrair clientela e oportunidades do colega, reduzindo a concorrência. Igualmente, para maiores lucros, pode estar o indivíduo tentado a práticas viciosas, mas rentáveis.

A tutela do trabalho, pois, processa-se pelo caminho da exigência de uma ética, imposta através dos conselhos profissionais. As normas devem ser condizentes com as diversas formas de prestar o serviço de organizar o profissional para esse fim, pois dessa forma se organiza toda a classe.

Parece-nos pouco entendido, por um número expressivo de profissionais, que existe um bem comum a ser defendido e do qual eles dependem para o bem-estar próprio e o de seus colegas, havendo uma inequívoca interação que nem sempre é compreendida pelos que possuem espírito egoísta.

O interesse no cumprimento do código em comento passa, entretanto, a ser de todos. O exercício de uma virtude obrigatória torna-se exigível de cada profissional, como se uma lei fosse, mas com proveito geral.

Art. 34. Constitui infração ética:

I. anunciar preços, serviços gratuitos e modalidades de pagamento, ou outras formas de comercialização que signifiquem competição desleal ou que contrariem o disposto neste Código;

Desrespeito aos colegas e ao público, mercantilização e vulgarização da profissão, desvalorização e aviltamento.

A classe repudia essa prática nociva e desonesta. Infração incontestável e indefensável.

II. anunciar ou divulgar títulos, qualificações, especialidades que não possua ou que não seja reconhecida pelo CFO;

Muita atenção. O artigo 33, inciso I, autoriza anunciar "procedimentos". Caso o nome do procedimento coincida com o de uma especialidade, não poderá ser anunciado dessa forma, deverá ser empregado um sinônimo ou expressão diferente da nomenclatura da especialidade.

A restrição deste inciso é válida também para os títulos referidos no artigo 33, inciso III. Não sendo o profissional inscrito como especialista, ele poderá anunciar o nome completo do título (*stricto sensu*) e não apenas a área de concentração ou disciplina do magistério.

O delito para quem se intitula sem a qualificação adequada ou formação acadêmica para tal é o de falsidade ideológica, prevista pelo art. 299 do Código de Processo Penal, insere-se no capítulo dos crimes contra a fé pública, sendo de natureza pública incondicional, isto é, independe de representação.

Ao tomar conhecimento do fato, o ofendido encaminhará a *delatio criminis* à autoridade policial ou diretamente ao órgão do Ministério Público.

III. anunciar ou divulgar técnicas, terapias de tratamento, área de atuação, que não estejam devidamente comprovadas cientificamente, assim como instalações e equipamentos que não tenham seu registro validado pelos órgãos competentes;

Vedação já prevista na Lei nº 5081/66. Os benefícios e os riscos inerentes ao emprego de qualquer técnica ou equipamento têm de estar definidos por experimentos científicos. É desonesto propalar o que é duvidoso ou não está comprovado.

IV. criticar técnicas utilizadas por outros profissionais como sendo inadequadas ou ultrapassadas;

Esse tipo de atitude é contrária ao dever de zelar pelo prestígio e bom conceito da profissão, pois ao criticar o colega suscita-se no ouvinte a idéia de que, não apenas o criticado, mas a profissão em geral adota práticas ultrapassadas. Sem contar que não ser a última novidade não significa inadequação. Portanto, querendo se valorizar, em detrimento de outro colega, dissemina-se a desconfiança e o descrédito na profissão, com reflexos negativos sobre o próprio "Modernoso". Não é apenas antiético, mas também insensato.

V. dar consulta, diagnóstico ou prescrição de tratamento por meio de qualquer veículo de comunicação de massa, bem como permitir que sua participação na divulgação de assuntos odontológicos deixe de ter caráter exclusivo de esclarecimento e educação da coletividade;

São duas situações distintas:

1. Consulta, diagnóstico e prescrição de tratamento à distância envolvem tantos riscos que não se pode permitir tal irresponsabilidade.
2. Divulgar uma técnica ou terapêutica ou novo material odontológico com a intenção, não de informar e orientar o público mas de atrair clientela ou induzir à compra de algum produto ou serviço.

VI. divulgar nome, endereço ou qualquer outro elemento que identifique o paciente, a não ser com seu consentimento livre e esclarecido, ou de seu responsável legal, observadas as demais previsões desse código e legislação pertinente;

São variadas as implicações de tal divulgação. Existe a vedação prevista na Lei nº 5081/66, as questões do direito à privacidade e ao uso da imagem das pessoas.

VII. aliciar pacientes, praticando ou permitindo a oferta de serviços através de informação ou anúncio falso, irregular, ilícito ou imoral, com o intuito de atrair clientela, ou outros atos que caracterizem concorrência desleal ou aviltamento da profissão;

Cultuar os princípios da veracidade, da decência, da respeitabilidade e da honestidade.

Propugnar pela harmonia da classe; zelar pelo prestígio e bom conceito da profissão.

O agir contrariamente a esses "princípios e deveres" consubstancia infração ética.

VIII. induzir a opinião pública a acreditar que exista reserva de atuação clínica em Odontologia;

A Odontologia tem suas áreas de atuação estabelecidas pela Lei nº 5081/66 e esta é a informação a ser passada ao público em geral.

Alguns profissionais postulam a reserva de atuação em determinadas áreas aos especialistas. Isto é tão difundido que se torna comum assistirmos a funcionários de Conselhos Regionais repassando essa posição para as pessoas que buscam orientação.

Já houve casos de entidades que congregam especialistas encetarem campanhas públicas difundindo a idéia de que "só o especialista" está apto a prestar determinado tipo de assistência.

Esse dispositivo do código de ética, em respeito ao que estabelece a lei, define como "infração ética" propagar tal informação errônea.

IX. divulgar ou permitir que sejam divulgadas publicamente observações desabonadoras sobre a atuação clínica ou qualquer manifestação negativa à atuação de outro profissional;

Cabem aqui as considerações feitas em relação ao inciso IV. São praticamente iguais as duas situações.

X. oferecer trabalho gratuito com intenção de autopromoção ou promover campanhas políticas oferecendo trocas de favores;

É antiético e imoral lançar mão desse recurso para se promover. Se com fins políticos ou eleitorais é também criminoso.

XI. anunciar serviços profissionais como prêmio em concurso de qualquer natureza, bem como oferecer prêmios pela utilização dos serviços prestados;

Fazer esse tipo de promoção é no mínimo indecente. É uma forma vil de oferecer seus serviços e conquistar clientes.

XII. provocar direta ou indiretamente, através de anúncio ou propaganda, a poluição do ambiente;

Provocar poluição ambiental é crime previsto em lei; quem comete tal infração está sujeito a processo por crime contra o meio ambiente. Além disso, o profissional e entidades odontológicas poderão sofrer processo ético por essa transgressão. O processo ético não impede o processo criminal e vice-versa.

XIII. realizar propaganda de forma abusiva ou enganosa; e,

Este inciso resume os incisos II, V, VII, VIII e X.

XIV. expor ao público leigo artifícios de propaganda, com o intuito de granjear clientela, especialmente a utilização de expressões antes e depois.

A observância deste inciso é de extrema importância para os profissionais de Odontologia. Ele busca aplicar o que estabelece a Lei nº 5.081/66, que regulamenta o exercício da Odontologia, em seu artigo 7º:

É vedado ao cirurgião-dentista:

a) expor em público trabalhos odontológicos e usar de artifícios de propaganda para granjear clientela.

Essa vedação, provavelmente, referia-se a uma prática de divulgação vigente na época de sua edição que consistia em expor em vitrines, na frente do consultório ou no *hall* de entrada dos edifícios onde estava localizado, peças de próteses totais ou parciais, com as então "modernas" estruturas de cromo cobalto. Hoje as mídias de divulgação mudaram e, providencialmente, a vedação continua válida.

A publicação em qualquer meio de comunicação dirigido ao público em geral (jornal, revista, *folder*, televisão, etc.) de fotografias ou esboços de tratamentos (aparelho ortodôntico, implantes, próteses) contraria frontalmente esse dispositivo legal, sendo verdadeiro ou não, pois no último caso caracterizaria "um artifício de propaganda", literalmente vedado nesse texto.

Hoje já há o consenso de que constitui, além de uma "infração à lei", uma grande temeridade por parte dos profissionais de odontologia a divulgação de resultados, pouco importando se falsos ou verdadeiros, como as fotografias comparativas de antes e depois do "suposto" clareamento dental realizado em uma única sessão pelo cirurgião-dentista, utilizando essa ou aquela técnica. Ficam as seguintes questões:

- Em todas as situações aquele resultado anunciado pode ser alcançado em uma única sessão?

- Aquele tecido gengival bem delineado, de cor rosada, saudável, que circunda a prótese adequadamente, manter-se-á daquela forma indefinidamente em todos os casos? Mesmo nos casos de má higiene bucal?

- E os episódios de moléstias debilitantes que podem acometer o paciente, nos casos de cirurgias periodontais, implantes e próteses, não afetam os resultados esperados?

O que estamos querendo ressaltar é que: Odontologia é uma ciência da área biológica, não é ciência exata, não é matemática; as variáveis são inúmeras e a imprevisibilidade do desenvolvimento e das reações, fatos incontestáveis e incontroláveis na maioria das vezes. Como pode um "profissional de saúde" garantir ou insinuar que garante resultados?

Veja a que pode ficar sujeito o profissional que utiliza esse recurso ou, melhor dizendo, esse artifício, criando nos pacientes, dele e dos outros colegas que sequer assim anunciaram, a expectativa de "tal resultado":

Código de Defesa do Consumidor.[2]

Art. 20. O fornecedor de serviços responde pelos vícios de qualidade que os tornem impróprios ao consumo ou lhes diminuam o valor, assim como por aqueles decorrentes da "disparidade com as indicações constantes da oferta ou mensagem publicitária", podendo o consumidor exigir, alternativamente e à sua escolha:

I – a reexecução dos serviços, sem custo adicional e quando cabível;

II – a restituição imediata da quantia paga, monetariamente atualizada, sem prejuízo de eventuais perdas e danos;

III – o abatimento proporcional do preço.

§ 1º. A reexecução dos serviços poderá ser confiada a terceiros devidamente capacitados, por conta e risco do fornecedor.

Entendemos que fotografias, esboços, imagens de aparelhos protéticos, ortodônticos, ortopédicos, implantares, etc., com ou sem alusão a "antes e depois", em meios de comunicação (mídias) "dirigidos ao público em geral", portanto, excetuadas as publicações com circulação restrita ao círculo profissional ou científico, além de vedadas pela Lei nº 5.081 e pelo Código de Ética Odontológica, são inconvenientes para o conjunto da classe, pelo supracitado.

Art. 35. Caracteriza infração ética se beneficiar de propaganda irregular ou em desacordo com o previsto neste capítulo, ainda que aquele sujeito às Normas deste Código de Ética não tenha sido responsável direto pela veiculação da publicidade.

O profissional empregado, ou credenciado, ou sócio, seja lá qual for sua relação de trabalho com a entidade que veicule anúncio antiético, tem por obrigação:

1 – Alertar os responsáveis quanto à ilegalidade do ato;

2 – Não logrando êxito em convencê-los a desistir da veiculação, informar ao Conselho Regional.

Art. 36. Aplicam-se, também, as normas deste Capítulo a todos aqueles que exerçam a Odontologia, ainda que de forma indireta, sejam pessoas físicas ou jurídicas, clínicas, policlínicas, operadoras de planos de assistência à saúde, convênios de qualquer forma, credenciamentos ou quaisquer outras entidades.

Respaldados pela legislação, podemos afirmar que qualquer pessoa física ou jurídica, inscrita ou não nos Conselhos Regionais de Odontologia, que desenvolvam qualquer atividade relacionada à Odontologia, direta ou indiretamente, é obrigada a respeitar os preceitos éticos contidos nesse Código, estando sujeita às penalidades decorrentes de seu descumprimento.

A fiscalização do exercício da Odontologia, no território nacional, compete aos Conselhos Federal e Regionais.

"Cabe à União a fiscalização das profissões, contudo esta delega tal função às entidades de fiscalização por meio de lei federal. O artigo 21 de nossa Constituição Federal dispõe sobre a competência da União para 'organizar, manter e executar a inspeção do trabalho'. Inspeção aqui deve ser considerada em sentido amplo. A competência estabelecida no art. 21, XXIV, é delegada às entidades de fiscalização do exercício profissional."[36]

SEÇÃO II
DA ENTREVISTA

Art. 37. O profissional inscrito poderá utilizar-se de meios de comunicação para conceder entrevistas ou palestras públicas sobre assuntos odontológicos de sua atribuição, com a finalidade de esclarecimento e educação no interesse da coletividade, sem que haja autopromoção ou sensacionalismo, preservando sempre o decoro da profissão.

Obviamente o profissional que através de entrevistas e palestras difunde informações odontológicas de interesse coletivo, como exemplo orientações dietéticas e de higiene bucal, ou informações sobre novas técnicas de tratamento disponíveis, acaba por se destacar, por se promover e isso é decorrência normal e inevitável.

Porém, com base nessa premissa, "a finalidade de esclarecimento e educação no interesse da coletividade", muitos profissionais ardilosamente, de forma dissimulada, premeditada e desonesta, publicam artigos em jornais e revistas, com a "falsa" aparência de material educativo ou informativo à população, com o único e claro interesse de promoção de seus consultórios ou clínicas. Com isso "intentam burlar" o código de ética e sobressaem-se aos seus colegas, típica concorrência desleal.

SEÇÃO III
DA PUBLICAÇÃO CIENTÍFICA

Art. 38. Constitui infração ética:

I. aproveitar-se de posição hierárquica para fazer constar seu nome na coautoria de obra científica;

Ocorre com frequência maior do que noticiado e se constitui em prática repudiada por toda a comunidade acadêmica e científica.

II. apresentar como sua, no todo ou em parte, obra científica de outrem, ainda que não publicada;

O texto deste inciso é claro e objetivo, não deixando dúvidas quanto à sua interpretação.

Nos dias atuais, está se tornando comum uma prática que poderia ser enquadrada nesse dispositivo, mas que, em nossa opinião, está merecendo um tratamento mais rigoroso. Trata-se da "venda sob encomenda" de monografias. Sobre o assunto assim se manifestou o Professor Rielson J. A. Cardoso.[30]

"Entrei no endereço da internet aludido e, pasmem! Eles vendem monografias também para a Odontologia, em qualquer área. Basta que você preencha um formulário com todos os dados solicitados, tais como tema, extensão da revisão da literatura, número de páginas pretendidas, etc. e tal. Em poucos dias, eles lhe darão todas as informações, inclusive quanto custará e a forma de pagamento".

E conclui mais adiante:

"Colegas, quem compra um serviço desses é um estelionatário, quem o vende é um profissional do meretrício científico. A ciência, a Odontologia e a comunidade não merecem esses parias".

Concordamos com o professor Rielson. Entretanto, eles estão aí e atuantes, tanto o "fazedor de monografias" quanto o comprador. Não seria o caso de enquadrá-los no artigo 42, inciso VII –, praticar ou ensejar atividade indigna?

III. publicar, sem autorização por escrito, elemento que identifique o paciente preservando sua privacidade;

A intenção do texto é clara, porém a redação parece falha. Talvez fosse o caso de suprimir "preservando sua privacidade", para evitar ambiguidade em sua interpretação.

IV. utilizar-se, sem referência ao autor ou sem sua autorização expressa, de dados, informações ou opiniões coletadas em partes publicadas ou não de sua obra;

A produção intelectual é propriedade do autor e a ele devem ser dados os créditos sempre que citada ou aproveitada em qualquer trabalho.

V. divulgar, fora do meio científico, processo de tratamento ou descoberta cujo valor ainda não esteja expressamente reconhecido cientificamente;

Este dispositivo, assim como o inciso VI, busca proteger a sociedade de possíveis malefícios e resguardar o prestígio e bom conceito da profissão.

VI. falsear dados estatísticos ou deturpar sua interpretação;

Quando se iniciou a implantação da fluoretação das águas de abastecimento público no Estado de São Paulo, o governo estadual estabeleceu certos critérios

– demográficos, por exemplo – para estabelecer prioridades na alocação de recursos para o financiamento dos projetos.

Tem-se notícia de que alguns municípios que não seriam contemplados naquela ocasião não titubearam e "produziram" dados demográficos e estatísticos, habilitando-se, dessa forma, a receber os recursos e implantarem a fluoretação, trazendo grandes benefícios aos seus cidadãos.

Esse ato favoreceu aqueles municípios, não resultou em prejuízo para os outros e não trouxe vantagem individual para ninguém. É uma verdadeira tentação quando nos deparamos com situação semelhante; não prejudica ninguém e traz benefícios para um grande número de pessoas. No entanto, não importa se o objetivo é nobre ou nem tanto, é "antiético", pois burla as regras estabelecidas! Esse caminho deve ser desconsiderado.

VII. publicar pesquisa em animais e seres humanos sem submetê-la a avaliação prévia do comitê de ética e pesquisa em seres humanos e do comitê de ética e pesquisa em animais;

Os comitês de ética e pesquisa são constituídos para avaliar ética e metodologicamente os projetos de pesquisa em animais ou em seres humanos. São órgãos colegiados, compostos de profissionais de diversas áreas e por representantes da sociedade e suas atribuições não coincidem com as das comissões de ética e dos comitês de bioética.

A Resolução 01/88 do Conselho Nacional de Saúde tem por objetivo normatizar a pesquisa na área de saúde. É de aplicação em todo o território nacional e suas disposições são de ordem pública e interesse social, reza o seu artigo 1º. Estabeleceu as primeiras Normas de Pesquisa em Saúde no Brasil, em 1988. Essas normas obrigavam que todas as instituições que realizassem pesquisas com seres humanos deveriam ter um comitê de ética em pesquisa registrado junto ao Conselho Nacional de Saúde.[33]

16. Da Pesquisa Científica em Odontologia – Artigo 39

Capítulo XV
Da Pesquisa Científica

Art. 39. Constitui infração ética:

I. desatender às normas do órgão competente e à legislação sobre pesquisa em saúde;

O presente inciso convida o profissional às reflexões de natureza metodológica e operacional acerca da pesquisa em saúde, tendo como regra ética as condições mínimas estabelecidas pelo Código de Ética Odontológica. Sem tal atendimento incorre-se em falta ética.

É antiético agir em contraposição às normas legais, é o que prevê este inciso.

II. utilizar-se de animais de experimentação sem objetivos claros e honestos de enriquecer os horizontes do conhecimento odontológico e, consequentemente, de ampliar os benefícios à sociedade;

Trata-se de escolher a modalidade de pesquisa capaz de percorrer a dimensão técnica da prática odontológica; trata-se de visualizar, no técnico, a dimensão social.

Existe a Lei Federal nº 6.638, de maio de 1979, que "estabelece normas para a prática didático-científica da vivisseção de animais e determina outras providências", e, até hoje, decorridos mais de 20 anos, não foi regulamentada nem implantada. Tramita no Congresso Nacional o anteprojeto que "dispõe sobre a criação e o uso de animais para atividades de ensino e pesquisa". Surgiu na Câmara Federal o Projeto de Lei nº 1.153/95, que ameaça a realização de pesquisas em animais. Se de um lado há necessidade de regulamentações mais eficazes para a criação e o uso de animais para as atividades de ensino e de pesquisa, de outro lado registramos a preocupação com medidas extremas que possam vir a prejudicar ou até mesmo impedir o avanço científico e tecnológico, o que nos proporcionaria um grande retrocesso.

Realizar experimentos *in vivo*, com ou sem causar sofrimento detectável, apenas para demonstrar o que já está sobejamente demonstrado em experimentos anteriores, pode ser cruel e, quase sempre, inútil.

"O uso de animais em experimentos científicos e atividades didáticas é necessário, especialmente para o avanço dos conhecimentos na área da saúde do homem e dos animais. Os profissionais envolvidos no manejo de animais de experimentação devem ter sempre consciência de que os animais são seres sencientes e que possuem sensibilidade similar à humana no que se refere à dor, memória, angústia e instinto de sobrevivência. Os animais utilizados como modelos experimentais são seres vivos que possuem as mesmas características biológicas dos outros animais de sua espécie, com a diferença de estarem sendo privados de sua liberdade em favor da ciência. Portanto, devem ser manejados com respeito e de forma adequada à espécie, tendo suas necessidades de transporte, alojamento, condições ambientais, nutrição e cuidados veterinários atendidas" (Márcia M. Raymundo e José Roberto Goldim).[34]

Na Declaração de Helsinki I, adotada na 18ª Assembléia Médica Mundial, em Helsinki, Finlândia (1964), no item nº 1 dos Princípios Básicos enuncia: "*A pesquisa clínica deve adaptar-se aos princípios morais e científicos que justificam a pesquisa clínica e deve ser baseada em Experiências de Laboratório e com Animais*".

O Colégio Brasileiro de Experimentação Animal, Cobea, entidade filiada ao International Council for Laboratory Animal Science (Iclas) procurando aprimorar as condutas dirigidas à experimentação animal no país, tem como postulado:

Artigo I – *Todas as pessoas que pratiquem experimentação biológica devem tomar consciência de que o animal é dotado de sensibilidade, de memória e que sofre sem poder escapar à dor.*

Alguns ou muitos pesquisadores brasileiros desconhecem esse artigo e enviam trabalhos assim chamados "científicos" nos quais estão registrados atos de verdadeiras atrocidades cometidas nos animais. Pesquisa sem ética não é pesquisa séria. A atrocidade é antipesquisa, é um ato hediondo. São os mesmos abusos cometidos contra prisioneiros nos campos de concentração durante a 2ª Guerra Mundial que levaram ao primeiro código de normas regulando a pesquisa com seres humanos.

Artigo II. *Dos Princípios Éticos,* está escrito: *O experimentador é moralmente responsável por suas escolhas e por seus atos na experimentação animal.*

Artigo V. *Os investigadores devem considerar que os processos determinantes de dor ou angústia em seres humanos causam o mesmo em outras espécies.*

Artigo VI. *Todos os procedimentos com animais que possam causar dor ou angústia precisam se desenvolver com sedação, analgesia ou anestesia adequada. Atos cirúrgicos ou outros atos dolorosos não podem se implementar em animais não anestesiados e que estejam apenas paralisados por agentes químicos e/ou físicos.*

Artigo VIII. *O uso de animais em procedimentos didáticos e experimentais pressupõe a disponibilidade de* ***alojamento*** *que proporcione condições de vida* *adequada às espécies, contribuindo para sua saúde e conforto. O transporte, a acomodação, a alimentação e os cuidados com os animais criados ou usados para fins biomédicos devem ser dispensados por técnico qualificado.* (Médico veterinário, bioterista, biólogo, biomédico.)

Artigo IX. *Os investigadores e funcionários devem ter qualificação e experiência adequadas para exercer procedimentos em animais vivos. Deve-se criar condições para seu treinamento no trabalho, incluindo aspectos de trato e uso humanitário dos animais de laboratório.*

Neste sentido, a Comissão de Ensino do Cobea elaborou e publicou o MANUAL PARA TÉCNICOS EM BIOTERISMO (2ª edição revisada e ampliada), em 1996. Esse manual, cap. 2, trata da "Ética, bem-estar e legislação referente à pesquisa com animais".

Ainda, conforme essa mesma Lei, as experiências com animais somente são permitidas se forem realizadas para o bem da humanidade e não simplesmente para satisfazer desejos individuais.

III. desrespeitar as limitações legais da profissão nos casos de experiência in anima nobili*;*

Extrapolar os limites de atuação da profissão é crime; em experimentos é inadmissível.

Ver as resoluções do Conselho Nacional de Saúde que regulamentam as pesquisas que envolvem seres humanos.[35]

IV. infringir a legislação que regula a utilização do cadáver para estudo e/ou exercícios de técnicas cirúrgicas;

Atuar nos limites previstos nas normas e na legislação é o correto.

"A legislação brasileira prevê a possibilidade de utilização, pelas faculdades de medicina, de cadáveres não reclamados para fins didáticos e científicos. Apesar disso, há dificuldades no cumprimento da norma pelos estabelecimentos de ensino. Há um conflito de normas federais, questão dirimida no Estado de São Paulo com a edição de um provimento da Corregedoria de Justiça daquele estado. No restante do país, persiste esse conflito de normas."

Por outro lado, há a restrição legal no tocante à utilização desses cadáveres apenas nos cursos de medicina, sendo visto que há outros cursos que exigem o conhecimento da anatomia humana. Para resolver esse problema, tramita atualmente no Congresso Nacional um projeto de lei que visa a ampliação da utilização do cadáver não reclamado a outros cursos da área de ciências da saúde. Esse trabalho apresenta brevemente a questão, com apontamentos preliminares, com o objetivo de ampliar o debate na comunidade universitária e científica para o adequado ensino da anatomia.[37]

V. infringir a legislação que regula os transplantes de órgãos e tecidos post-mortem *e do "próprio corpo vivo";*

Ver legislação específica: Legislação Brasileira sobre Doações de Órgãos Humanos[31] e Remoção de órgãos, tecidos e partes do corpo humano para fins de transplante e tratamento.[32]

VI. realizar pesquisa em ser humano sem que este ou seu responsável, ou representante legal, tenha dado consentimento, livre e esclarecido, por escrito, sobre a natureza das consequências da pesquisa;

"O governo brasileiro parece ter se interessado pela questão do consentimento informado, em relação às pesquisas envolvendo seres humanos, a partir de 1978. Naquele ano, a Câmara Técnica de Medicamentos do Conselho Nacional de Saúde, do Ministério da Saúde, publicou a Resolução Normativa 1/78. Essa resolução referia-se a aspectos éticos da experimentação terapêutica, postulando que estes deveriam estar de acordo com a Declaração de Helsinque, e afirmava que cabia ao pesquisador decidir se o consentimento dos pacientes deveria ser obtido oralmente ou por escrito."[38]

Em 1988 o Conselho Nacional de Saúde aprovou as primeiras normas nacionais sobre ética na pesquisa em seres humanos. Em sequência foi elaborado o texto que veio a se tornar a Resolução 196 e foi criada por essa resolução a Comissão Nacional de Ética em Pesquisa (a Conep), vinculada ao Conselho Nacional de Saúde e tem por objetivo desenvolver a regulamentação sobre proteção dos seres humanos envolvidos em pesquisas.

"A Resolução 196/96, do Conselho Nacional de Saúde (Ministério da Saúde), apresenta as diretrizes regulamentadoras mais abrangentes acerca de pesquisas envolvendo seres humanos no Brasil, incluindo o conteúdo do termo de consentimento."[35]

Em 1947, Tribunal de Nüremberg (*Allied Militar Tribunal*) - coloca o consentimento voluntário por parte do ser humano objeto de pesquisa como absolutamente indispensável, mas restringe suas recomendações a pessoas capazes de dar seu consentimento.

A Organização Médica Mundial sumarizou em sua Declaração de Helsinque os aspectos básicos da pesquisa clínica, dirigidos ao profissional médico. Os princípios gerais são sumarizados, mas não há menção direta a comitês de ética em pesquisa, uma necessidade surgida décadas após.

"A primeira sentença judicial sobre a necessidade de uso de consentimento informado, sem a utilização desta terminologia, que só foi utilizada em 1957, data de 1767. Já se tem notícias de uso de documentos semelhantes, desde 1677."[39]

VII. usar, experimentalmente, sem autorização da autoridade competente, e sem o conhecimento e o consentimento prévios do paciente ou de seu representante legal, qualquer tipo de terapêutica ainda não liberada para uso no país;

A Resolução 196/96 determina o que deve constar do termo de consentimento livre e esclarecido (TCLE), e que o mesmo deve ser avaliado pelo comitê de ética em pesquisa, que decide se realmente o TCLE esclarece os candidatos a participarem da pesquisa, os objetivos, benefícios e riscos e permite-lhes tomar uma decisão autônoma e voluntária de participar ou não.[35]

VIII. manipular dados da pesquisa em benefício próprio ou de empresas e/ou instituições;

Essa prática reprovável não é menos que um estelionato e como tal deve ser encarada. Toma contornos mais graves quando é dirigida ao desejo de ganhar mais dinheiro. Se o crime de estelionato referir-se à manipulação ou alteração de dados de organizações privadas a configuração é a do art. 171 do Código Penal, contudo, quando esses dados se referirem à falsificação de documentos públicos a conotação é a do artigo 297 ou particular a do artigo 298.

17. Das Penas e suas Aplicações, dos Agravantes e Atenuantes – Artigos 40 a 45

Capítulo XVI
Das Penas e suas Aplicações

Durante o exame do tipo de sanções existentes é importante distinguir entre uma sanção "de correção", que requer apenas, em caso de descumprimento, que o responsável pelo tratamento dos dados altere as suas práticas de modo a passar a cumprir as disposições do código, e uma sanção que vai mais longe, punindo o responsável pelo seu descumprimento. Apenas o segundo tipo de sanções "repressivas" tem um efeito real no comportamento futuro dos responsáveis pelo tratamento de dados, incentivando-os a cumprirem o código de forma permanente.

Num código, a ausência de sanções verdadeiramente dissuasivas e repressivas constitui, portanto, uma fraqueza fundamental. Sem esse tipo de sanções é difícil antever como atingir um elevado nível geral de cumprimento, a não ser que se instaure um sistema rigoroso de controle externo (por exemplo, através de uma autoridade judiciária para intervir em caso de descumprimento do código).

Art. 40. Os preceitos deste código são de observância obrigatória e sua violação sujeitará o infrator e quem, de qualquer modo, com ele concorrer para a infração, ainda que de forma omissa, às seguintes penas previstas no artigo 18 da Lei nº 4.324, de 14 de abril de 1964.

Qualquer pessoa física ou jurídica, esta na pessoa de seus sócios, está sujeita às penas previstas neste artigo e no artigo 45.

I. advertência confidencial, em aviso reservado;
II. censura confidencial, em aviso reservado;
III. censura pública, em publicação oficial;

As penas previstas nesses três primeiros incisos aplicam-se, inclusive, aos infratores que não são profissionais habilitados e aos não inscritos no Conselho Regional, pessoas físicas ou jurídicas, sem prejuízo dos "processos civil e criminal".

As penas previstas nos dois incisos seguintes só são passíveis de aplicação aos inscritos nos Conselhos Regionais, pessoa física ou jurídica.

IV. suspensão do exercício profissional até 30 (trinta) dias;
V. cassação do exercício profissional ad referendum *do Conselho Federal.*

A imparcialidade do árbitro ou da pessoa que decide sobre qualquer violação alegada do código é um aspecto essencial. Tal pessoa ou entidade deverá obviamente ser independente em relação à pessoa responsável pelo tratamento dos dados. Contudo, esse aspecto não é em si suficiente para assegurar a imparcialidade. Idealmente, o árbitro deveria vir de fora da profissão ou do setor em questão, visto que os membros de uma determinada profissão ou setor têm obviamente interesses comuns com o responsável pelo tratamento dos dados que alegadamente violou o código. Na ausência dessas características, a neutralidade da entidade com poderes para decidir poderia ser assegurada através da inclusão de representantes dos consumidores junto dos representantes do setor (em igual número). Contudo, essa reflexão é pensamento próprio.

Art. 41. Salvo nos casos de manifesta gravidade e que exijam aplicação imediata de penalidade mais grave, a imposição das penas obedecerá à gradação do artigo anterior.

Aqui se manifesta o poder discricionário do Conselho. Quem decide pela gradação ou não da pena é o órgão responsável pelo julgamento, aplicando os critérios previstos nesse Código.

A gradação das penas não é "direito" assegurado ao infrator.

Caso se conclua que o código de autorregulamentação foi violado, é necessário proporcionar uma solução à pessoa registrada em causa. Esta solução deverá pôr fim ao problema (por exemplo, através da alteração ou da supressão de dados inexatos, bem como da garantia que o processamento para fins incompatíveis cessará), e, caso tenha havido um dano para a pessoa em causa, providenciar o pagamento de uma indenização adequada. Deverá ter-se presente que "dano", no sentido da diretiva relativa à proteção dos dados, inclui não apenas danos físicos e perdas financeiras, mas também qualquer prejuízo psicológico ou moral (*distress*, na terminologia utilizada pela legislação do Reino Unido e dos Estados Unidos).

Vários aspectos relativos às sanções descritos anteriormente na seção "Elevado nível de cumprimento das regras contidas no código" são também relevantes nesse ponto.

Conforme anteriormente descrito, as sanções têm uma dupla função: punir o prevaricador (encorajando dessa forma o cumprimento das regras tanto por si próprio como por terceiros) e encontrar uma solução para a situação. Nesse documento, é esse segundo aspeto que nos interessa essencialmente.

Parágrafo único. Avalia-se a gravidade pela extensão do dano e por suas consequências.

O anúncio irregular em um jornal de bairro não tem a mesma repercussão que o publicado em uma revista conceituada de grande circulação ou na capa de lista telefônica oficial; um texto anunciado em carro de som não repercute como em um programa de televisão no horário nobre; são meios de comunicação com alcances distintos, com diferentes efeitos danosos à classe; são avaliados com critérios diversos e devem sofrer penalidade proporcional.

Art. 42. Considera-se de manifesta gravidade, principalmente:

A maior ou menor aceitação ética da motivação influi na dosagem da pena. A valoração dos motivos não pode ser feita segundo o julgador, mas conforme normas ético-sociais.

Entretanto, quando há menção a normas ético-sociais ou aceitação ética da motivação, poderá não haver outra referência, senão às idéias morais do próprio julgador e, estas, devem se subordinar às normas ético-sociais aceitas pela classe e representadas pelo compêndio ético da classe.

É certo que por trás de toda conduta infracional há sempre um motivo; é importante ressaltar que o motivo também não se confunde com o objetivo ou escopo que é a finalidade que o infrator busca atingir com a prática antiética.

Portanto, a gradação da aplicação da pena em suas agravantes e atenuantes merece apurada avaliação de suas causas e consequências, da conduta do agente, do grau de resultado e dos fatores históricos registrados na instituição.

As circunstâncias têm natureza contingente, não interferindo, por essa razão, na qualidade da infração, mas tão-somente na qualidade e quantidade da pena. Em outras palavras, elas promovem uma mudança qualitativa e quantitativa na reprovabilidade da conduta, tornando o fato mais ou menos grave, o que naturalmente se reflete na gradação da pena.

I. imputar a alguém conduta antiética de que o saiba inocente, dando causa à instauração de processo ético;

Irresponsabilidade e má-fé. Quando comprovadas, justificam penalidades mais graves, mesmo sem antecedentes.

II. acobertar ou ensejar o exercício ilegal ou irregular da profissão;

Infração prevista nos artigos 5º, inc. XIV; 6º, inc. IV; 9º, inc. IV e IX; 16, 20, 23, inc. X, do presente Código de Ética, no Código Penal[1] e na Lei das Contravenções Penais.[24]

Acobertar o exercício ilegal é tão grave quanto praticá-lo.

III. exercer, após ter sido alertado, atividade odontológica em entidade ilegal, inidônea ou irregular;

Insistir no erro; não acatar a orientação do Conselho Regional (art. 30, inc. IV). É compreensível que se constitua em agravo de pena.

IV. ocupar cargo cujo profissional dele tenha sido afastado por motivo de movimento classista;

A infração ética prevista no art. 9º, inc. II, que trata do relacionamento com a equipe de saúde, aqui se amplia, considerando-se o "legítimo interesse da classe" como um todo.

V. exercer ato privativo de cirurgião-dentista, sem estar para isso legalmente habilitado;

Coibir o exercício ilegal da profissão é a própria razão da regulamentação da Odontologia e da criação dos Conselhos Regionais e Federal. Essa é a infração, dentre todas, que se reveste da maior gravidade.

Agravante aplicável aos leigos e demais profissionais de Odontologia – técnico em prótese dentária, técnico em saúde bucal, auxiliar em saúde bucal de consultório dentário e auxiliar de prótese dentária – todos considerados "ilegais" ao cometerem tal infração.

VI. manter atividade profissional durante a vigência de penalidade suspensiva;

Implica também infração ao artigo 30, inciso IV.

VII. praticar ou ensejar atividade indigna.

Aqui o alcance do Código de Ética Odontológica pode extrapolar o universo da Odontologia pelos reflexos danosos que tais atos podem ter no "conceito da classe". Mesmo não sendo decorrente de prática odontológica, instaura-se o processo ético.

Exemplificando: um profissional de Odontologia é condenado por atividades ilegais, consideradas hediondas, como sequestro, tráfico de drogas, fraudes contra a previdência social e outros. São práticas espúrias, indignas e condenáveis. Justificável o processo ético instaurado pelo órgão de classe encarregado de "zelar pelo bom conceito e prestígio da classe".

O condenado por atividade indigna não tem direito ao "benefício da reabilitação".

Art. 43. A alegação de ignorância ou a má compreensão dos preceitos deste Código não exime de penalidade o infrator.

Art. 44. São circunstâncias que podem atenuar a pena:

I. não ter sido antes condenado por infração ética;

II. ter reparado ou minorado o dano.

Nem sempre é possível reparar ou minorar o dano. Após praticar a panfletagem irregular ou ilegal, ou o anúncio em veículo de comunicação de grande repercussão e ter "colhido o resultado esperado" (o aliciamento de clientes), não tem como reparar ou minorar. O mal está feito.

Em nosso pensamento, as atenuantes não se confundem com as causas de diminuição da pena. As chamadas circunstâncias atenuantes genéricas, salvo as concernentes à previsão legal, que produzem efeitos além do terreno da cominação estabelecida, atuando no campo da individualização. Ou seja: a gradação da pena leva em consideração os efeitos desejados pelo infrator e o grau de sua intenção em produzir determinado efeito, podendo tal avaliação determinar a aplicação de uma determinada pena, maior ou menor; já a aplicação da atenuante, decorre de, após fixada a pena a determinada infração, avaliando-se a conduta pregressa ou a imediata reparação da infração pelo infrator, esses elementos poderão minorar seu apenamento.

Art. 45. Além das penas disciplinares previstas, também poderá ser aplicada pena pecuniária a ser fixada pelo Conselho Regional, arbitrada entre 1(uma) e 25 (vinte e cinco) vezes o valor da anuidade.

Competência delegada ao CFO e CRO pela Lei nº 4.324, de 14 de abril de 1964, (art. 4º, alínea d, art. 8º, alínea d, art. 11, alínea c, art. 12, alínea d), e pela Lei nº 11.000, de 15 de dezembro de 2004.[27]

É frequente a alegação em defesas da falta de competência dos Conselhos Regionais para aplicarem esta modalidade de sanção. Alegam que o "instituto da pena pecuniária" não está previsto em lei.

Vejamos outra parte do voto do Dr. Wagner de Castro Mathias Netto, transcrito em parte no comentário do art. 21 (Capítulo X):

Cabe destacar, também, que o poder de polícia dos conselhos profissionais não está adstrito aos inscritos nos seus quadros. Segundo os autores da festejada obra "Conselhos de Fiscalização Profissional", "nas diversas leis de criação dos conselhos, identificam-se, em geral, multas moratórias, estabelecidas para o caso de atraso no pagamento de anuidades; multas 'disciplinares', estabelecidas para faltas éticas ou técnicas dos profissionais inscritos; e multas cominadas a particulares não inscritos", esclarecendo, ainda, que "as multas aplicadas pelos Conselhos a particulares não inscritos também têm natureza de sanção administrativa decorrente do exercício do poder de polícia outorgado a esses órgãos".

Também com relação a esta matéria, temos decisão da Egrégia 3ª Turma do Tribunal Regional Federal da 4ª Região.

ACÓRDÃO PUBLICADO NO D.J.U. DE 19/04/2006.[21]
APELAÇÃO CÍVEL Nº 2004.70.00.028467-8/PR
RELATOR: Des. Federal CARLOS EDUARDO THOMPSON FLORES LENZ
APELANTE:
ADVOGADO:
APELADO: CONSELHO REGIONAL DE ODONTOLOGIA DO PARANÁ - CRO/PR
ADVOGADO: Homero Flesch e outros
REMETENTE: JUÍZO SUBSTITUTO DA 5ª VF DE CURITIBA

EMENTA

ADMINISTRATIVO. CONSELHO REGIONAL DE ODONTOLOGIA DO PARANÁ. PROCESSO ADMINISTRATIVO. PENA DISCIPLINAR PECUNIÁRIA.

Se a lei estabelece que a renda do Conselho (Federal e Regional) será constituída, também, por aplicação de multa aplicada pelo Conselho Regional e ainda estabelece o poder discricionário de deliberar sobre imposição de penalidade, o que foi realizado através de Resolução do Conselho Federal, por competência delegada, correta a decisão do órgão julgador quando aplicou a penalidade, pois devidamente estabelecido no ordenamento que rege o Processo Ético-Disciplinar (§ 1º do art. 35 do Código de Processo Ético Odontológico).

Apelação da autora desprovida e remessa oficial provida.

ACÓRDÃO

Vistos e relatados estes autos em que são partes as acima indicadas, decide a Egrégia 3ª Turma do Tribunal Regional Federal da 4ª Região, por unanimidade, negar provimento à apelação da autora e dar provimento à remessa oficial, nos termos do relatório, voto e notas taquigráficas que ficam fazendo parte integrante do presente julgado.

Porto Alegre, 14 de novembro de 2005.
Des. Federal Carlos Eduardo Thompson Flores Lenz
Relator

Com a edição da Lei nº 11.000, de 15 de dezembro de 2.004,[27] acreditamos não haver mais lugar para a controvérsia: os conselhos de fiscalização profissional têm ou não têm competência para aplicar multas aos infratores de seus códigos de ética e às leis?

Vejamos o que estabelece esta lei:

LEI Nº 11.000, DE 15 DE DEZEMBRO DE 2004.

Altera dispositivos da Lei nº 3.268, de 30 de setembro de 1957, que dispõe sobre os Conselhos de Medicina, e dá outras providências.

O PRESIDENTE DA REPÚBLICA faço saber que o Congresso Nacional decreta e eu sanciono a seguinte Lei:

Art. 1º Os arts. 4º e 5º da Lei nº 3.268, de 30 de setembro de 1957, passam a vigorar com as seguintes alterações: (já inseridas no texto)

Art. 2º Os conselhos de fiscalização de profissões regulamentadas são autorizados a fixar, cobrar e executar as contribuições anuais, devidas por pessoas físicas ou jurídicas, bem como as multas e os preços de serviços, relacionados com suas atribuições legais, que constituirão receitas próprias de cada conselho.

(...)

O texto da lei é claro e não deixa margens a dúvidas. O legislador, com a edição desta lei, objetivou deixar clara essa competência dos conselhos de fiscalização profissionais. Qualquer interpretação em sentido diverso constitui-se em mero exercício de distorção.

Parágrafo único. Em caso de reincidência, a pena de multa será aplicada em dobro.

18. DAS DISPOSIÇÕES FINAIS – ARTIGOS 46 A 48

CAPÍTULO XVII
DISPOSIÇÕES FINAIS

Art. 46. O profissional condenado por infração ética a pena prevista no artigo 40 deste Código poderá ser objeto de reabilitação, na forma prevista no Código de Processo Ético Odontológico.

Código de Processo Ético Odontológico (Resolução CFO-59/2004)[29]

Art. 48. A reabilitação, atendidas as condições estabelecidas neste Código, assegura o cancelamento de falta ética cometida por profissional e concede, ao mesmo, o exercício de todos os direitos atingidos pela condenação.

Art. 49. A reabilitação será requerida ao Conselho onde foi proferida a decisão condenatória, após o decurso, pelo menos, de:

I. 1 (um) ano, para a pena de "advertência confidencial, em aviso reservado";

II. 2 (dois) anos, para pena de "censura confidencial, em aviso reservado";

III. 3 (três) anos, para as penas de "censura pública, em publicação oficial" e de "suspensão do exercício profissional até 30 (trinta) dias" e;

IV. 5 (cinco) anos, para a pena de "cassação do exercício profissional".

Art. 47. As alterações deste Código são da competência exclusiva do Conselho Federal, ouvidos os Conselhos Regionais.

Competência atribuída ao CFO pela Lei nº 4324/64.

Como vimos na "breve cronologia da regulamentação da Odontologia no Brasil", embora não previsto na Lei nº 4324/64, a partir da 1ª Conferência Nacional de Ética Odontológica, realizada em Vitória, Espírito Santo, de 21 a 23 de junho de 1991, o Conselho Federal iniciou um amplo processo de consulta à classe, além de ouvir os Conselhos Regionais para incorporar ao Código de Ética as alterações que, no entender dos profissionais de Odontologia, são necessárias ao seu aperfeiçoamento e atualização.

Esse processo democrático de consulta tem resultado em versões mais modernas do Código de Ética e que refletem o pensamento e os anseios da classe, sem perder de vista "sua responsabilidade social" e respeitado o ordenamento legal.

Art. 48. Este Código entrará em vigor, na data de sua publicação no Diário Oficial.

Publicado no Diário Oficial da União, Seção 1, nº 97, p. 66, de 22 de maio de 2003.

QUATRO

CAPÍTULO

A ODONTOLOGIA E AS PROFISSÕES AUXILIARES

Segundo dados do CFO, em 1992, estavam em atividade no Brasil cerca de 113.509 cirurgiões-dentistas e 6.785 auxiliares (THD e ACD) – proporção auxiliar/CD = 0,06 – e, em 2009, 212.098 CD para 74.035 auxiliares, traduzindo-se em uma proporção auxiliar/CD = 0,35, ainda muito longe da ideal (2 AUX/CD) recomendado por pesquisadores como Paulo Capel Narvai.[42]

Apesar do significativo aumento do número de cirurgiões-dentistas, podemos afirmar, sem risco de erro, que a qualidade e a efetividade da assistência odontológica ao cidadão brasileiro, mormente o de baixa renda, não apresenta a mesma curva evolutiva. Isso provavelmente decorre do modelo de atenção odontológica por nós adotado.

"Em todo o mundo, entretanto, nos dias atuais, as discussões sobre recursos humanos odontológicos convergem para a necessidade de a prática odontológica orientar-se no sentido da prevenção e da humanização e para o reconhecimento de que as ações (inclusive muitas ações clínicas) requeridas para esta prática sejam ações realizadas por pessoal auxiliar de nível médio." (Paulo Capel Narvai)[42]

Aqui também reconhece-se a necessidade de uma prática odontológica orientada para a educação e prevenção com o emprego massivo de "pessoal auxiliar de nível médio" mas, na prática, nós brasileiros resistimos à ideia e insistimos no emprego de modelos centrados na ação do cirurgião-dentista e na sofisticação de equipamentos e instalações. Avançamos a passos de tartaruga na adoção de "sistemas de trabalho" e de "modelos de assistência" mais adequados à nossa condição econômica e séculos de descaso com a saúde do cidadão.

Como enfrentamos o problema:

"Em 1975, dia 6 de fevereiro, o então Conselho Federal de Educação (CFE) emite o parecer 460/75 que autoriza e estabelece as exigências para a formação de pessoal auxiliar odontológico: o atendente de consultório dentário (ACD) e o técnico em higiene dental (THD). Nove anos depois, em 1984, o CFO aprova a Decisão 26/84, disciplinando o exercício dessas profissões no Brasil, sendo esta Decisão posteriormente complementada pelas Resoluções 155/84, 157/87 e 185/93 do Conselho Federal de Odontologia (CFO 1984, 1987, 1993)."[42]

Dia 24 de dezembro de 2008, 33 anos e 10 meses depois da edição do parecer 460/75 CFE, é sancionada a Lei 11.889/2008 que regulamenta as profissões de "Técnico em Saúde Bucal" e "Auxiliar em Saúde Bucal", como vinham recomendando, muito antes do histórico parecer, inúmeros estudiosos de saúde pública.

Paulo Capel Narvai, no trabalho já referido, relata que a Secretaria de Estado da Saúde do Paraná deu início, em 1984, logo após o supracitado parecer do CFE, ao "primeiro curso autorizado pelos órgãos de educação do país" para formar THD. *Tratava-se, com efeito, de uma proposta pedagógica inovadora e bastante audaciosa, utilizando a via do então denominado ensino supletivo e explorando as possibilidades de uma de suas modalidades, a Qualificação Profissional. O plano de curso previa a integração ensino-serviço e teoria-prática, durante a jornada e no próprio local de trabalho. O êxito da proposta, desenvolvida no âmbito de um programa nacional de formação em saúde conhecido como "Projeto Larga Escala" – resultante de um acordo interministerial com apoio da Organização Pan-Americana da Saúde (Moysés et al., 2002) –, teve grande repercussão em todo o país e serviu de motivação para iniciativas semelhantes em outros estados.*[42]

Entendemos que a edição dessa Lei (11.889/2008) propiciaria um grande avanço à prática odontológica no Brasil, possibilitando o desenvolvimento de novos modelos de atenção. Embora não contemple totalmente as propostas apresentadas e defendidas por tantos que, por militarem no campo da saúde pública e acompanharem de perto a evolução da atenção odontológica ofertada à nossa sociedade, por disporem de instrumentos de avaliação da extensão e efetividade desses serviços, tanto públicos quanto privados, possam entender, e com razão, que maiores atribuições aos TSB e ASB seriam necessárias, mesmo assim, poderíamos comemorar a regulamentação dessas duas profissões, posto que representaria um importante passo rumo ao "acesso universal" de todos os brasileiros à "atenção em saúde bucal".

Estaríamos diante de uma verdadeira evolução. O texto da Lei, aprovado pelo Congresso e sancionado pelo Presidente da República, tem o condão de definir os limites de atuação dessas profissões recém-criadas. Resulta que muito da prática odontológica atual (que quedava regulamentada praticamente apenas pelas resoluções do CFO) que não atendia às normativas vigentes e que, por conta da falta da norma legal, eram toleradas em nome do interesse público, agora assumem um caráter diferente. São indispensáveis, porquanto estabelecidas no texto legal, o registro no Conselho Federal de Odontologia, a inscrição no Conselho Regional de Odontologia da área de atuação, a supervisão efetiva do cirurgião-dentista e a atuação em conformidade com as competências e vedações apontadas.

Quanto a esses aspectos o texto da Lei é claro e compreensível, não deixando margens a leituras distorcidas.

Permita-nos dois exemplos para ilustrar.

1 – Reza o artigo 5º e seu inciso X que o TSB, sempre sob a supervisão do cirurgião-dentista, pode "remover suturas".

Infere-se que a decisão do ato de remover a sutura não é do TSB e sim do cirurgião-dentista, responsável pelo diagnóstico e pelo tratamento, sendo que o TSB não pode atuar de forma autônoma – inciso I do artigo 6º – e sim sob supervisão do cirurgião-dentista.

Ao Auxiliar em Saúde Bucal não compete realizar esse ato.

2 – Ao ASB - inciso III do artigo 10 – é vedado realizar na cavidade bucal do paciente procedimentos não discriminados no artigo 9º da Lei.

Portanto, remoção de suturas, remoção de amarril e acessórios de aparelhos ortodônticos, tomadas radiográficas, moldagens e antissepsia da cavidade bucal são procedimentos "vedados" ao ASB.

O artigo 11 conclui:

Art. 11. O cirurgião-dentista que, tendo Técnico em Saúde Bucal ou Auxiliar em Saúde Bucal sob sua supervisão e responsabilidade, permitir que esses, *sob qualquer forma*, extrapolem suas funções específicas responderá perante os Conselhos Regionais de Odontologia, conforme a legislação em vigor (grifos do autor).

O TSB e o ASB, ao executarem procedimentos que lhes são vedados, ficam sujeitos, além das consequências previstas nas áreas civil e criminal, às penalidades previstas no Código de Ética Odontológica – artigo 40, e a agravante do inciso V do artigo 42 –, e o cirurgião-dentista e o técnico em saúde bucal que permitirem tal prática ilegal ficam sujeitos às ações civil e criminal e a processo ético administrativo por ferirem o artigo 9º, inciso IV, com a agravante do inciso II do artigo 42, ambos do Código de Ética Odontológica, além de outros possíveis enquadramentos, com todas as suas consequências.

Na contramão da evolução...

Por recomendação do Ministério do Trabalho e Emprego e do Ministério da Justiça, o Presidente da República, como informou na mensagem nº 1043, de 24 de dezembro de 2008, ao Presidente do Senado Federal, vetou, entre outros dispositivos, o artigo 1º da Lei 11.889/2008, artigo este que estabelecia as qualificações a serem exigidas para o exercício das profissões regulamentadas por esta Lei.

Assim se expressou o Presidente:

Comunico a Vossa Excelência que, nos termos do § 1º do art. 66 da Constituição, decidi vetar parcialmente, <u>por inconstitucionalidade e contrariedade ao interesse público</u>, o Projeto de Lei nº 3, de 2007 (nº 1.140/03 na Câmara dos Deputados), que "Regulamenta o exercício das profissões de Técnico em Saúde Bucal - TSB e de Auxiliar em Saúde Bucal - ASB" (grifos do autor).

Razões dos vetos: "Observa-se que a proposta não ressalva a situação dos que já vêm exercendo o trabalho antes da exigência legal de titulação. Nos seus exatos termos, mesmo que o trabalhador já exercesse a atividade há décadas, ele ficaria, subitamente, proibido de trabalhar, o que viola a razoabilidade e o direito de trabalho (art. 5º, inciso XIII, da Constituição)".

Ora, o veto presidencial "viola a razoabilidade" por pressupor que o Conselho Federal de Odontologia ignoraria os direitos (teoria do Direito Adquirido) das centenas de Técnicos em Higiene Bucal e Auxiliares de Consultório Dentário inscritos em seus quadros de profissionais, há anos ou mesmo recentemente, profissionais estes formados com amparo da Lei 9.394/96 – Lei de Diretrizes Básicas da Educação –, dos Pareceres 460/1975 e 540/1976 do extinto Conselho Federal de Educação, mas ainda vigentes, dos Decretos 2.208/1997 e 5.154/2004 (teoria do Fato Consumado); ignoraria o esforço empreendido pelos Governos Federal e Estaduais que, desde 1984, como já relatamos o exemplo do Paraná, vêm formando THD e ACD por meio de inúmeros programas como o "Projeto Larga Escala", ET-SUS, Cefor e tantos outros, buscando não só a inserção de novos profissionais de nível médio nos serviços públicos de saúde como também a melhor qualificação dos que já se encontram nesses serviços; colocaria nas prateleiras do esquecimento suas Resoluções 155/84, 157/87, 185/93 e a 063/2005, esta atualizada em 30/01 e 13/03 de 2009, todas regulamentadoras do exercício dessas profissões.

Vetar por "inconstitucionalidade" e "por ferir o interesse público".

O inciso XIII do artigo 5º da Constituição Federal de 1988 prescreve que "*é livre o exercício de qualquer trabalho, ofício ou profissão, atendidas as qualificações profissionais que a Lei estabelecer*".

O artigo vetado (o 1º da Lei) buscava atender exatamente a este preceito constitucional. Como em nome do "interesse público" pode tal dispositivo ser considerado "inconstitucional"? Sem esquecer o respeito que merecem, todas as decisões da autoridade máxima da nação, o veto, sim, "fere o interesse público" ao suprimir do texto, tramitado e discutido e aprovado no Congresso Nacional, o seu principal dispositivo regulamentador da habilitação ao exercício dessas profissões. Sendo mantido esse veto, corremos o risco da indesejada, agora oficial, "precarização" destas categorias profissionais. A que interesses atende este veto? Ao interesse público afirmo, sem margem de dúvidas, não é!

O que poderia se constituir em um avanço histórico corre o risco de se tornar mais uma frustração para os trabalhadores em Odontologia.

É verdade que, apesar desse verdadeiro obstáculo, o CFO não deixará de seguir pelo caminho que já trilhava: exigir a comprovação da formação escolar – diploma ou certificado de conclusão –, necessária ao bom, correto e responsável exercício dessas profissões. As resoluções – CFO 085 e 086/2009 normatizam o processo de registro e inscrição desses profissionais e também estabelecem o "currículo mínimo" a ser adotado pelos cursos de formação, tudo de acordo com a legislação específica do Ministério da Educação.

Há de se esperar que alguém venha a pleitear na Justiça o seu registro e inscrição no Conselho Regional sem preencher os requisitos previstos, alegando a não previsão dessa exigência na Lei instituidora das profissões de TSB e ASB. É provável que algum Magistrado, entendendo ser o pleito legítimo, sentencie que a Autarquia deva proceder ao registro e inscrição do requerente. Quando, então, em defesa do verdadeiro "interesse público", missão constitucional delegada aos Conselhos Profissionais, deverá o CRO/CFO recorrer da decisão até a última instância. Isto é o que a Classe espera!

O Costume precede a Jurisprudência e esta a Lei.

Esse foi o passo que historicamente nos foi possível dar. Resta-nos buscar, mais uma vez e mais outra, se preciso for, com paciência e sabedoria, alternativas para superar mais esse pequeno obstáculo ao acesso universal à atenção em saúde bucal.

LEI Nº 11.889, DE 24 DE DEZEMBRO DE 2008

REGULAMENTA O EXERCÍCIO DAS PROFISSÕES DE TÉCNICO EM SAÚDE BUCAL – TSB E DE AUXILIAR EM SAÚDE BUCAL – ASB.

O PRESIDENTE DA REPÚBLICA Faço saber que o Congresso Nacional decreta e eu sanciono a seguinte Lei:

Art. 1º. (VETADO)

Art. 2º. (VETADO)

Art. 3º. O Técnico em Saúde Bucal e o Auxiliar em Saúde Bucal estão obrigados a se registrar no Conselho Federal de Odontologia e a se inscrever no Conselho Regional de Odontologia em cuja jurisdição exerçam suas atividades.

§ 1º. (VETADO)

§ 2º. (VETADO)

§ 3º. (VETADO)

§ 4º. (VETADO)

§ 5º. Os valores das anuidades devidas aos Conselhos Regionais pelo Técnico em Saúde Bucal e pelo Auxiliar em Saúde Bucal e das taxas correspondentes aos serviços e atos indispensáveis ao exercício das profissões não podem ultrapassar, respectivamente, 1/4 (um quarto) e 1/10 (um décimo) daqueles cobrados ao cirurgião-dentista.

Art. 4º. (VETADO)

Parágrafo único. A supervisão direta será obrigatória em todas as atividades clínicas, podendo as atividades extraclínicas ter supervisão indireta.

Art. 5º. Competem ao Técnico em Saúde Bucal, sempre sob a supervisão do cirurgião-dentista, as seguintes atividades, além das estabelecidas para os auxiliares em saúde bucal:

I – participar do treinamento e capacitação de Auxiliar em Saúde Bucal e de agentes multiplicadores das ações de promoção à saúde;

II – participar das ações educativas atuando na promoção da saúde e na prevenção das doenças bucais;

III – participar na realização de levantamentos e estudos epidemiológicos, exceto na categoria de examinador;

IV – ensinar técnicas de higiene bucal e realizar a prevenção das doenças bucais por meio da aplicação tópica do flúor, conforme orientação do cirurgião-dentista;

V – fazer a remoção do biofilme, de acordo com a indicação técnica definida pelo cirurgião-dentista;

VI – supervisionar, sob delegação do cirurgião-dentista, o trabalho dos auxiliares de saúde bucal;

VII – realizar fotografias e tomadas de uso odontológicos exclusivamente em consultórios ou clínicas odontológicas;

VIII – inserir e distribuir no preparo cavitário materiais odontológicos na restauração dentária direta, vedado o uso de materiais e instrumentos não indicados pelo cirurgião-dentista;

IX – proceder à limpeza e à antissepsia do campo operatório, antes e após atos cirúrgicos, inclusive em ambientes hospitalares;

X – remover suturas;

XI – aplicar medidas de biossegurança no armazenamento, manuseio e descarte de produtos e resíduos odontológicos;

XII – realizar isolamento do campo operatório;

XIII – exercer todas as competências no âmbito hospitalar, bem como instrumentar o cirurgião-dentista em ambientes clínicos e hospitalares.

§ 1º. Dada a sua formação, o Técnico em Saúde Bucal é credenciado a compor a equipe de saúde, desenvolver atividades auxiliares em Odontologia e colaborar em pesquisas.

§ 2º. (VETADO)

Art. 6º. É vedado ao Técnico em Saúde Bucal:

I – exercer a atividade de forma autônoma;

II – prestar assistência direta ou indireta ao paciente, sem a indispensável supervisão do cirurgião-dentista;

III – realizar, na cavidade bucal do paciente, procedimentos não discriminados no art. 5º desta Lei; e

IV – fazer propaganda de seus serviços, exceto em revistas, jornais e folhetos especializados da área odontológica.

Art. 7º. (VETADO)

Art. 8º. (VETADO)

Parágrafo único. A supervisão direta se dará em todas as atividades clínicas, podendo as atividades extraclínicas ter supervisão indireta.

Art. 9º. Compete ao Auxiliar em Saúde Bucal, sempre sob a supervisão do cirurgião-dentista ou do Técnico em Saúde Bucal:

I – organizar e executar atividades de higiene bucal;

II – processar filme radiográfico;

III – preparar o paciente para o atendimento;

IV – auxiliar e instrumentar os profissionais nas intervenções clínicas, inclusive em ambientes hospitalares;

V – manipular materiais de uso odontológico;

VI – selecionar moldeiras;

VII – preparar modelos em gesso;

VIII – registrar dados e participar da análise das informações relacionadas ao controle administrativo em saúde bucal;

IX – executar limpeza, assepsia, desinfecção e esterilização do instrumental, equipamentos odontológicos e do ambiente de trabalho;

X – realizar o acolhimento do paciente nos serviços de saúde bucal;

XI – aplicar medidas de biossegurança no armazenamento, transporte, manuseio e descarte de produtos e resíduos odontológicos;

XII – desenvolver ações de promoção da saúde e prevenção de riscos ambientais e sanitários;

XIII – realizar em equipe levantamento de necessidades em saúde bucal; e

XIV – adotar medidas de biossegurança visando ao controle de infecção.

Art. 10. É vedado ao Auxiliar em Saúde Bucal:

I – exercer a atividade de forma autônoma;

II – prestar assistência, direta ou indiretamente, a paciente, sem a indispensável supervisão do cirurgião-dentista ou do Técnico em Saúde Bucal;

III – realizar, na cavidade bucal do paciente, procedimentos não discriminados no art. 9º desta Lei; e

IV – fazer propaganda de seus serviços, mesmo em revistas, jornais ou folhetos especializados da área odontológica.

Art. 11. O cirurgião-dentista que, tendo Técnico em Saúde Bucal ou Auxiliar em Saúde Bucal sob sua supervisão e responsabilidade, permitir que esses, sob qualquer forma, extrapolem suas funções específicas responderá perante os Conselhos Regionais de Odontologia, conforme a legislação em vigor.

Art. 12. Esta Lei entra em vigor na data de sua publicação.

Brasília, 24 de dezembro de 2008; 187º da Independência e 120º da República.

LUIZ INÁCIO LULA DA SILVA
Carlos Lupi
José Gomes Temporão

DOU de 26.12.2008

CINCO

CAPÍTULO

REFERÊNCIAS

1. Brasil. Código Penal Brasileiro. Decreto-Lei nº 2848 de 7 de dezembro de 1940.
2. Brasil. Código de Defesa do Consumidor. Lei nº 8.078 de 11 de setembro de 1990.
3. Brasil. Decreto 20.931 de 11 de janeiro de 1932.
4. Brasil. Conselho Federal de Odontologia; Prontuário Odontológico – Uma orientação para o cumprimento da exigência contida no inciso VIII do art. 5º do C.E.O. Relatório final apresentado ao Conselho Federal de Odontologia pela Comissão Especial instituída pela Portaria CFO-SEC-26, de 24 de julho de 2002.
5. Brasil. Lei nº 5.081 de 24 de agosto de 1966. Regulamenta o Exercício da Odontologia no território brasileiro.
6. VASCONCELOS, Fernando Antônio de. *Responsabilidade do Profissional Liberal nas Relações de Consumo*. Curitiba: Juruá, 2003, p.104.
7. MENEZES, José Dílson Vasconcelos. Fundador da Academia Cearense de Odontologia. Jornal do Conselho Federal de Odontologia, Ano VI, nº 25, outubro/98. Ética. Códigos de Ética Odontológica. Disponível em: <http://www. cfo. org.br/jornal/n25/default.htm>. Acesso em: 09 mar. 2008.
8. Brasil. Voto nº 660/2006/WM; 1ª Câmara de Coordenação e Revisão de Matéria Constitucional e Infraconstitucional; Ministério Público Federal. Dis-

ponível em: <http://1ccr.pgr.mpf.gov.br/atuacao-no-mpf/votos/docs_votos/voto_660_2006_WM.pdf>. Acesso em: 21 de agosto de 2008.

9. SILVA, Moacyr da; PAULA, Fernando Jorge de. Revista Ceciliana, ano 16, nº 12, p. 117-121, jan./jul.2005.
10. Brasil. Conselho Federal de Odontologia. Resolução CFO-01/1998. Disponível em: <http://www.cfo.org.br>. Acesso em: 20 jan. 2007.
11. Brasil. Conselho Federal de Odontologia. Resolução CFO-042/2003. Disponível em: <http://www.cfo.org.br>. Acesso em: 20 jan. 2007.
12. Brasil. Conselho Federal de Odontologia. Resolução CFO-071/2006. Disponível em: <http://www.cfo.org.br>. Acesso em: 20 jan. 2007.
13. SANTANA, Marcos Luis Macedo de. Secretário do CFO. Declaração ao Jornal do CFO - Ano 14 - nº 71 e 72 - Mar a Jun de 2006. Disponível em: <http://www.cfo.org.br/jornal/n71e72/default.asp>. Acesso em: 20 jan. 2007.
14. MENEZES, José Dílson V. de. Comunicação e Ética Profissional - RGO vol. 30, nº 3, 1982.
15. Brasil. Conselho Federal de Odontologia. Resolução CFO-20/2001. Disponível em: <http://www.cfo.org.br>. Acesso em: 20 jan. 2007.
16. SILVA, Moacyr da. Compêndio do 10º Seminário de Ética. CROSP-Araçatuba-SP 05 jul. 1997, p. 52.
17. RAMOS, Dalton Luiz de Paula. Ética Odontológica: o Código de Ética Odontológica (Resolução CFO-179/91) comentado. São Paulo: Ed. Santos, 1994.
18. Profissões da Saúde - Bases Éticas e Legais. Rio de Janeiro: Revinter, 2006, p. 45
19. LUCATO, Maria Carolina; RAMOS, D L P. A humanização das relações assistenciais no Código de Ética Odontológica. Revista O mundo da Saúde - São Paulo - ano 30 v. 30 nº 3 - jul/set 2006.
20. D'AZEVEDO, Regina Ferretto. Revista eletrônica Jus Navigandi. Disponível em: <http://jus2.uol.com.br/doutrina/texto.asp?id=2306>. Acesso em: 21 fev. 2007.
21. Brasil. Apelação Cível nº 2004.70.00.028467-8/PR. Tribunal Regional Federal da 4ª Região. Disponível em <http://www.trf4.jus.br/trf4/processos/acompanhamento/resultado_ pesquisa.php?selForma=NU&txtValor=200470000284678&chkMostrarBaixados=&todasfases=&todosvalores=&todaspartes=&txtDataFase=&selOrigem=TRF&sistema=&hdnRefId=&txtPalavraGerada=>. Acesso em: 21 ago. 2008.

22. NOBRE, Miguel Álvaro Santiago. In: Marcelo Pinto – Autorização de Internação Hospitalar. Jornal do CFO nº 67 e 68 – jul/out 2005, p. 7.

23. Brasil. Conselho Federal de Odontologia. Comentários à Lei nº 9.656/98, que dispõe sobre os planos e seguros privados de assistência à saúde. Disponível em: <http://www. cfo.org.br/download/pdf/texto.pdf>. Acesso em: 25 fev. 2007.

24. Brasil. Lei das Contravenções Penais – DL-003.688-1941.

25. Revista da APCD V.54, N.5 – set/out 2000, p. 355.

26. Revista da APCD V.54, N.5 – set/out 2000, p. 357.

27. Brasil. Lei nº 11.000 de 15 de dezembro de 2004.

28. *Dicionário Aurélio Básico da Língua Portuguesa* (Dicionário Folha/Aurélio) edição 1988, pp. 216 e 566.

29. Brasil. Conselho Federal de Odontologia. Código de Processo Ético Odontológico. Resolução CFO-59/2004. Disponível em: <http://www.cfo.org.br/download/pdf/codigo _proc_etico.pdf>. Acesso em: 8 mar. 2007.

30. RIELSON, J. A. Cardoso Editorial, Jornal Brasileiro de Endodontia, Curitiba, v. 4, nº 12, pp. 1-88, jan/mar 2003.

31. Brasil. Legislação Brasileira sobre Doações de Órgãos Humanos. Disponível em: <http://www.camara.gov.br/internet/infdoc/Publicacoes/html/pdf/doacao.pdf>. Acesso em: 10 mar. 2007.

32. Brasil. Remoção de órgãos, tecidos e partes do corpo humano para fins de transplante e tratamento. Lei nº 9434 de 4/02/1997.

33. Brasil. Normas de pesquisa em saúde. Conselho Nacional de Saúde. Resolução nº 01/88 de 13 de junho de 1988.

34. RAIMUNDO, Márcia M.; GOLDIM, José Roberto. Diretrizes para utilização de animais em experimentos científicos. Disponível em: <http://www.ufrgs.br/bioetica/animdir.htm>. Acesso em: 10 mar. 2007.

35. Brasil. Comissão Nacional de Ética em Pesquisa (Conep). Conselho Nacional de Saúde. Resolução 196/96. Disponível em: <http://conselho.saude.gov.br/comissao/conep/resolucao.html>. Acesso em: 18 mar. 2007.

36. SOARES, Letícia Junger de Castro Ribeiro. Natureza jurídica dos conselhos e ordens de fiscalização profissional. Jus Navigandi, Teresina, ano 10, nº 1211, 25 out. 2006. Disponível em: <http://jus2.uol.com.br/doutrina/texto.asp?id=9083>. Acesso em: 18 mar. 2007.

37. VIEIRA, Patrícia Ruy. A Utilização do Cadáver para Fins de Estudo e Pesquisa Científica no Brasil. Revista Brasileira de Educação Médica. Rio de Janeiro, v. 25, nº 2, mai/ago.2001. Disponível em: <http://www.abem-ducmed.org.br/ rbem/ pdf/volume_2 5_2/utilizacao_cadaver.pdf>. Acesso em: 18 mar. 2007.

38. ELLEN, Hardy; BENTO, Silvana Ferreira; OSIS, Maria José Duarte. Consentimento Informado Normatizado pela Resolução 196/96: Conhecimento e Opinião de Pesquisadores Brasileiros. Rev. Bras. Ginecol. Obstet., Rio de Janeiro, v. 24, nº 1, 2002. Disponível em: <http://www.scielo.br/ scielo.php?script= sci_arttext &pid=S0100-72032002000100009&lng=pt&nrm=isso>. Acesso em: 18 mar. 2007.

39. GOLDIM, José Roberto. Primeira Sentença Judicial Sobre a Necessidade do Uso de Consentimento. Disponível em: <http://www.ufrgs.br/bioetica/conslate.htm> Acesso em: 19 de mar. 2007.

40. Historia da Odontologia no Brazil, Rio de Janeiro. Impresso em Fernandes & Rohe, 1931, p. 42.

41. O Sesquicentenário de nossa Independência. Arq. Flum. Odont. v 5, nº 3, p. 81, ago. 1972.

42. NARVAI, Paulo Capel. Recursos humanos para a promoção de saúde bucal: um olhar no início do século XXI. In: KRIGER, Leo, org. *Promoção de Saúde Bucal*. 2. ed. São Paulo: Aboprev – Artes Médicas, 2003.

43. COSTA Jr., Paulo-José. *Curso de Direito Penal*. 3ª ed. São Paulo: Saraiva, vol. I, 1991, p. 219.

44. HUNGRIA, Nelson. *Comentários ao Código Penal*. 3ª ed. Rio de Janeiro: Forense, vol. VII, 1967, p. 328-383.

Capítulo SEIS

Anexos

Anexo I

"PRONTUÁRIO ODONTOLÓGICO – Uma orientação para o cumprimento da exigência contida no inciso VIII do art. 5° do Código de Ética Odontológica." [Conteúdo adaptado para essa publicação. Baseado no relatório final apresentado ao Conselho Federal de Odontologia pela Comissão Especial instituída pela Portaria CFO-SEC-26, de 24 de julho de 2002, composta pelos cirurgiões-dentistas Casimiro Abreu Possante de Almeida (RJ), como Presidente, e como membros Joaquim Guilherme Vila Nova Cerveira (RS), Rogério Dubosselard Zimmermann (PE) e Francisco Nunes Julivaldo (RJ).][4]

1 – FICHA CLÍNICA

A Ficha Clínica é o documento mais completo e complexo a ser produzido no atendimento do paciente. Esse documento deve conter as seguintes partes:

I – IDENTIFICAÇÃO DO PROFISSIONAL – De acordo com o artigo 33, do Código de Ética Odontológica – CEO/2003 – é obrigatório constar em todos os impressos o nome do profissional, o nome da profissão, que é Cirurgião-Dentista ou Cirurgiã-Dentista, e o número de inscrição no Conselho Regional. Salientamos ainda que poderão constar outras informações, a critério do profissional, respeitando-se as disposições do CEO.

II – IDENTIFICAÇÃO DO PACIENTE – A comissão entende que, para suprir as necessidades legais com relação à correta identificação do paciente, são imprescindíveis as seguintes informações: nome completo, número do Registro Geral (identidade civil), número do cadastro individual de contribuinte (CIC), data de nascimento, naturalidade, nacionalidade, estado civil, sexo e endereços residencial e profissional completos. Deve-se registrar ainda a forma como o paciente chegou até o profissional (indicação). Necessário se faz quando o atendimento dispensado for a paciente menor de 18 anos ou incapaz absoluto sejam registrados os dados relativos ao responsável legal e seu cônjuge. Por oportuno é interessante que, para os pacientes atendidos sob a forma de convênio e credenciamentos, sejam anotados os dados relativos à empresa mantenedora e o número de identificação do segurado. Anote-se também o nome do profissional ou profissionais que atenderam o paciente anteriormente e, se possível, a data e o local do atendimento.

III - ANAMNESE

Do grego *anamneses*, significa recordação, reminiscências, ou seja, o conjunto de informações que faz parte da história clínica do paciente até o momento do exame - Genovese (1992). Em vista do exposto sugerimos que nessa parte devam constar:

III.1 - Queixa principal ou motivo da consulta atual - sendo recomendado que sejam essas informações registradas com os termos utilizados pelo paciente.

III.2 - Evolução da Doença Atual - O profissional deve nortear as perguntas de forma a obter o maior número de informações possíveis, visando ao estabelecimento do correto diagnóstico, prognóstico e planejamento terapêutico.

III.3 - História Médica e Odontológica - Constar das informações acerca do estado geral do paciente passado e presente, onde deverá ser apresentado um questionário de saúde elaborado com as informações a critério do profissional. Ressalte-se a necessidade de o paciente ou seu responsável legal assinar o questionário de saúde ratificando a veracidade das informações obtidas, bem como ser fundamental que esse questionário seja apresentado sempre que o paciente retornar para tratamentos futuros. Registre-se ainda que o modelo apresentado sirva apenas de orientação, visto que existem muitos outros questionamentos que podem e devem ser feitos de acordo com a especialidade desenvolvida. Oportuno salientar, ainda, que em muitos estados e municípios existe norma específica dos serviços de vigilância sanitária a respeito da matéria. Recomenda-se, portanto, que o colega, antes de elaborar seu modelo de anamnese, busque conhecer a normatização existente no lugar em que trabalha.

IV - EXAME CLÍNICO

Em Odontologia, o exame clínico divide-se em extraoral e intraoral, deve permitir o reconhecimento dos sinais e sintomas objetivos das alterações encontradas no campo bucomaxilofacial e, ao mesmo tempo, deve conduzir o examinador à obtenção das informações gerais da saúde do paciente. Com relação ao exame intraoral, que consiste em exame das estruturas dentais e das paradentais, está consagrada a utilização do odontograma - representação gráfica dos elementos dentários - sendo preconizada a utilização de dois odontogramas, um antes e outro depois do tratamento (Guerra, 1997; Silva, 2001). Por seu turno Leal; Zimmermann (2002) defendem que a descrição dente a dente é aquela que melhor se adapta às necessidades éticas e legais, e justificam que esse registro em conjunto com as anotações completas, precisas e por extenso da evolução do tratamento e as intervenções clínico-cirúrgicas realizadas pelo profissional são suficientes para um registro fidedigno que atenda às exigências clínicas, administrativas e legais, ficando o odontograma, no entender dos autores citados, destinado à visualização do plano de tratamento a ser executado.

Vários são os modelos de odontograma propostos e encontrados na literatura, todavia, entendeu a comissão que deve ser adotado um registro gráfico que facilmente seja utilizado tanto em impressos como em computação gráfica. Em vista disso sugerimos a adoção do odontograma de Santos modificado por Ivo Bem.

V – PLANO DE TRATAMENTO

Tendo em vista a necessidade de serem apresentadas ao paciente as várias possibilidades de tratamento, até mesmo aquelas que o profissional não tem condições técnicas de executar, mas que poderiam ser realizadas por outros especialistas, recomenda-se explicá-las e descrevê-las detalhadamente, registrando os procedimentos propostos com descrição minuciosa dos materiais a serem utilizados e os elementos dentários e as regiões bucais envolvidas, ressaltando ainda a necessidade do consentimento livre e informado do paciente ou seu representante legal, conforme o modelo proposto.

VI – EVOLUÇÃO E INTERCORRÊNCIAS DO TRATAMENTO

Nesta parte do documento deverão ser anotados, por extenso, todos os passos do tratamento executado com a descrição precisa dos elementos dentários e faces coronárias ou regiões envolvidas e os materiais utilizados, evitando-se o emprego de códigos, as comunicações sobre as intercorrências observadas no decorrer de sua execução, bem como as alterações do planejamento inicial, as faltas às consultas e as orientações adicionais, sempre com a solicitação da assinatura do paciente ou seu representante legal.

Na segunda parte dos documentos que compõem o prontuário odontológico estão relacionados aqueles que poderão ser elaborados no atendimento do paciente nas situações especiais que o caso requerer, ou seja, os documentos suplementares. Entre estes podemos enumerar:

2 – RECEITAS

As receitas devem ser feitas no papel receituário, impresso de acordo com as normas do disposto no CEO 2003, e formuladas em consonância com determinações legais (Lei nº 5.991/73 e Decreto-lei nº 793/93).

Uma cópia da receita ou a prescrição deverá ser incluída no prontuário.

3 - ATESTADOS

O atestado é o documento odontolegal mais produzido pelo cirurgião-dentista. Está constituído dos seguintes elementos: o profissional competente para atestar, o paciente, ambos devidamente identificados, o fato odontológico e as consequências desse fato, sendo redigido, geralmente, no bloco de receituário. Assim, a comissão entende ser difícil propor modelos prontos e acabados para todas as situações que se apresentam, visto que cada caso é um caso e, consequentemente, exigem redações específicas. Resta-nos apenas chamar a atenção para a necessidade de ser o mais específico possível e para a importância de que esse documento seja a expressão da verdade. Encontram-se no anexo VII alguns modelos de atestado, apenas como forma ilustrativa.

Uma cópia do atestado, com visto do paciente, deverá constar no prontuário.

4 - CONTRATO DE LOCAÇÃO DE SERVIÇOS ODONTOLÓGICOS

O Código Civil Brasileiro, Lei nº 10.406, de 10 de janeiro de 2002, estatui em seu artigo 594 - "Toda espécie de serviço ou trabalho lícito, material ou imaterial, pode ser contratada mediante retribuição". Do artigo transcrito pode-se inferir que o contrato de prestação de serviços odontológicos não é obrigatório. Embora não seja uma prática corriqueira a elaboração de contratos de prestação de serviços odontológicos (Anexo VIII) acreditam os membros dessa comissão que é de bom alvitre, em face do aumento do número de processos contra cirurgiões-dentistas, que se estabeleça o contrato como forma de proteger tanto os pacientes como os profissionais. Cabe salientar que os contratos poderão ter duração de no máximo quatro anos; expirado esse prazo deverão ser novamente firmados, de acordo com o Artigo 598 do Código Civil Brasileiro.

5 - EXAMES COMPLEMENTARES

Entre os exames complementares mais realizados pelo cirurgião-dentista encontram-se as radiografias. Em processos ético-administrativos ou judiciais, as radiografias são, via de regra, os meios de prova mais importantes para a comprovação da qualidade dos tratamentos realizados. Para que possa, todavia, produzir os efeitos legais desejados é fundamental que sejam processadas, rotuladas, identificadas e arquivadas corretamente.

Embora solicitados em situações específicas, os exames laboratoriais devem ser arquivados e, de preferência, seus achados registrados na parte relativa à evolução do tratamento, para consultas, sempre que necessário.

Os modelos de estudo e de trabalho, muito em uso em determinadas especialidades, também deverão ser arquivados para, se necessário, comprovar o diagnóstico e correção do plano de tratamento e sua execução.

As fotografias são excelentes recursos na comprovação de questões relativas ao tratamento, razão pela qual devem também ser rotuladas, identificadas e arquivadas.

Todos os documentos, enfim, que sejam produzidos no atendimento do paciente devem ser guardados em arquivo próprio, conforme preceitua o Código de Ética Odontológica em seu artigo 5°, inciso VIII.

Por derradeiro, recomendamos que todos os documentos sejam arquivados em pastas ou em envelopes tipo saco de papel madeira individuais, salientando também que a documentação pertence ao paciente e, portanto, quando por este solicitada deverá ser entregue. Ressalte-se, todavia, a necessidade de se relacionar todos os documentos que estão sendo entregues em dupla via para que o paciente assine e esta seja retida como comprovante pelo profissional.

6 – CONSIDERAÇÕES SOBRE O PRONTUÁRIO DIGITAL

I – HISTÓRICO:

A partir da década de 1980, quando os primeiros computadores pessoais surgiram no Brasil, reduzindo o porte e os custos dos equipamentos anteriores, somado ao desenvolvimento dos Sistemas Operacionais Gráficos, a informática foi gradativamente passando a fazer parte do dia a dia do cirurgião-dentista em seu ambiente de trabalho. Programas específicos para Odontologia foram se desenvolvendo. Assim, o aprimoramento dos sistemas de gerenciamento digital em Odontologia vêm proporcionando a migração da documentação escrita para os meios eletrônicos, onde são armazenados em mídia magnética, documentos, fichas clínicas e imagens dos pacientes. Gilberto Paiva de Carvalho disse em seu trabalho sobre "Prontuários Clínicos Digitais em Odontologia" que: "a informática é a mais importante tecnologia introduzida na prática diária odontológica". Ainda conforme o autor, as vantagens dos bancos de dados magnéticos comparados aos prontuários convencionais em papel são: localização imediata dos dados e das informações, transmissão e acesso instantâneo em rede, maior possibilidade de pesquisa, relatórios estatísticos, laudos de interpretação automatizados e possibilidade de trabalhar com "Inteligência Artificial" e, ainda, no caso das radiografias digitais, uma importante redução do tempo de exposição.

Entretanto, considerando a natureza dos equipamentos e dos programas para computador, sabe-se que pelos métodos digitais os documentos também podem ser manipulados, uma vez que um caráter pode ser modificado. Então, essa possibilidade de manipulação deixa um documento odontolegal totalmente desprotegido quanto à sua validade jurídica. Nesse ponto reside a grande dificuldade para o reconhecimento legal da documentação digital. Se um documento manuscrito pode ter sua veracidade comprovada pelos métodos grafológicos ou se uma fotografia encontra no filme negativo sua comprovação legal, um documento digital deixa a desejar. Além disso, a regulamentação vigente do exercício profissional determina que o documento seja manuscrito ou de "existência real".

Todavia, como essa nova tendência parece ser irreversível, vem exigindo dos pesquisadores e legisladores mudanças que tornem reconhecido juridicamente esse sistema, sem a possibilidade de adulterações nem perda do sigilo profissional.

Na realidade, não importa a forma de elaboração do prontuário, se manuscrito ou informatizado, isso fica a critério de cada um. O importante é fazer saber ao cirurgião-dentista que, se optar pelo sistema eletrônico, devem ser supridas igualmente todas as exigências e necessidades de informação, dentro de um padrão de autenticidade.

II – O ICP-BRASIL

Em 24 de agosto de 2001, o governo brasileiro, com a Medida Provisória 2.200-2 e seus decretos complementares, instituiu a ICP-BRASIL – Infraestrutura de Chaves Públicas Brasileira com poderes para formar a cadeia de certificação digital, destinada, conforme o texto da Lei, a "garantir a autenticidade, a integridade e a validade jurídica de documentos em forma eletrônica, das aplicações de suporte e das aplicações habilitadas que utilizem certificados digitais, bem como a realização de transações seguras" (Brasil, 2002). Ainda segundo Pereira (2003) se antes a regulamentação profissional não reconhecia os meios digitais, agora por força de lei o sistema eletrônico foram reconhecidos como legais.

Trata-se de um método para reconhecimento da autenticidade de um documento digital (Certificado Digital) semelhante a um "reconhecimento de firma" de um cartório notário. Após identificação e cadastramento do usuário por uma entidade oficial brasileira chamada de AR (Autoridade Certificadora), lhe é fornecida uma "chave" (chamada de Token ou cartão tipo *smart-card*), uma espécie de carteira de identidade. Tecnicamente, um dispositivo externo que, conectado ao computador, libera por meio de uma senha, um texto que é incorporado ao documento que se deseja autenticar. Uma espécie de "carimbo eletrônico" que atesta sua autenticidade. Essa assinatura é arquivada ou impressa junto ao documento e pode ser enviada com ele ao destinatário. Mas se por algum motivo houver a alteração de um caráter que seja, o certificado é excluído, desaparecendo o registro de autenticação e cancelando o reconhecimento. Dessa forma, o documento está protegido contra adulteração. O certificado digital, por si só, já é válido para dar autenticidade a um documento, mas deve-se ainda enviar, por internet, uma cópia do documento autenticado a um dos Cartórios Notários do sistema ICP, para registro e autenticação, o que lhe confere fé pública.

Equiparam-se para fins de cerificação de documentos, imagens fotográficas ou radiográficas e bancos de dados, ou seja, qualquer informação digital integrante do prontuário.

III - CONCLUSÕES

1. Não existem mais impedimentos legais para que sejam utilizados os meios eletrônicos, desde que a ausência do documento em papel, do filme radiográfico ou do negativo fotográfico seja suprida necessariamente pela certificação digital que lhes confere a mesma fé pública.

2. Entretanto, estamos em um período de transição onde algumas dificuldades precisam ainda ser contornadas e que toda atenção e cuidado devem ser tomados. Não estão disponíveis, ainda, programas odontológicos específicos para trabalhar com a Certificação Digital.

3. A migração para os meios digitais é apenas uma conversão dos meios físicos em papel para os meios magnéticos, o que não dispensa o cumprimento das normas estabelecidas e legislações que regem o exercício da profissão, no que diz respeito à documentação do prontuário.

4. O método de Certificação Digital, instituído pelas Chaves Públicas do Brasil, é o ICP-BRASIL, e portanto o sistema mais seguro e aceito nos meios jurídicos para reconhecimento da autenticidade de um documento digital, visto que os demais métodos podem ser contestados.

5. O Certificado Digital, por si só, já é válido para dar autenticidade a um documento, mas deve-se ainda enviar, por internet, uma cópia autenticada do

documento a um dos Cartórios integrante do sistema ICP, para registro e autenticação, o que lhe confere fé pública.

6. Os contratos de prestação de serviço, autorização para tratamento (menores ou incapazes), questionários de anamnese e demais documentos que necessitem da assinatura do paciente devem ser impressos e assinados em papel, a não ser que o paciente ou seu responsável também tenha sua assinatura digital.

7. Todas as digitalizações de fichas clínicas em papel e/ou imagens convencionais (radiografias ou fotografias) devem ser escaneadas, certificadas e registradas em cartório pelo sistema ICP-Brasil.

8. O profissional deve estar atento, ao estabelecido pelo Código do Consumidor vigente e demais legislações pertinentes, quanto à posse, guarda, tempo de guarda, sigilo profissional, manutenção dos arquivos e programas, e entrega do prontuário ao paciente, pois permanecem os mesmos princípios básicos e obrigações legais.

Anexo II

FICHA CLÍNICA
NOME DO PROFISSIONAL
CIRURGIÃO-DENTISTA
CRO/(UF) Nº _______
Endereço completo

Prontuário nº ____
Nome ____
RG. nº _______________ Órgão Expedidor ____ CPF nº _____________/___
Data de Nascimento___ /___ /___ Sexo____ Natural de _______________
Nacionalidade ____
Estado Civil _____________ Profissão ______________________
Endereço Residencial ______________________________________
Endereço Profissional ______________________________________
Indicado por ____
Convênio_____________ Nº de Inscrição __________CD. Anterior _________
Atendido em ____ /____ /_____

RESPONSÁVEL PELO TRATAMENTO

Nome ____
RG. nº _______________ Órgão Expedidor _____ CPF nº _____________/___
Cônjuge ____
RG. nº _______________ Órgão Expedidor _____ CPF nº _____________/___

FICHA DE ANAMNESE

Queixa principal e evolução da doença atual ______________________
Último tratamento odontológico: ______________________________

Questionário de Saúde

Sofre de alguma doença: ( ) Sim ( ) Não – Qual(is) ________________
Está em tratamento médico atualmente? ( ) Sim ( ) Não.
Gravidez: Sim ( ) Não ( )
Está fazendo uso de alguma medicação? ( ) Sim ( ) Não – Qual(is) _________

Nome do Médico Assistente/telefone: ______________________________

Teve alergia? ( ) Sim ( ) Não – Qual(is) ______________________________

Já foi operado? ( ) Sim ( ) Não – Qual(is) ____________________________

Teve problemas com a cicatrização? Sim ( ) Não ( )____________________

Teve problemas com a anestesia? Sim ( ) Não ( )

Teve problemas de hemorragia? Sim ( ) Não ( )

Sofre de alguma das seguintes doenças?

Febre Reumática: Sim ( ) Não ( ); Problemas Cardíacos: Sim ( ) Não ( )

Problemas Renais: Sim ( ) Não ( ); Problemas Gástricos: Sim ( ) Não ( )

Problemas Respiratórios: Sim ( ) Não ( )

Problemas Alérgicos: Sim ( ) Não ( )

Problemas Articulares ou Reumatismo: Sim ( ) Não ( )

Diabetes: Sim ( ) Não ( )

Hipertensão Arterial: Sim ( ) Não ( )

Hábitos: ____

Antecedentes familiares: ______________________________

Outras observações importantes: _________________________

Declaro que as informações acima prestadas são totalmente verdadeiras.

Local e data ____

____

Assinatura do Paciente ou do Responsável Legal

Anexo III

EXAME FÍSICO

GERAL: ____

____

EXTRAORAL: ____

____

INTRAORAL: ____

____

EXAME DENTAL – DESCRIÇÃO DENTE A DENTE

18 ____
17 ____
16 ____
15 (55) ____
14 (54) ____
13 (53) ____
12 (52) ____
11 (51) ____
21 (61) ____
22 (62) ____
23 (63) ____
24 (64) ____
25 (65) ____
26 ____
27 ____
28 ____
38 ____
37 ____
36 ____
35 (75) ____
34 (74) ____
33 (73) ____
32 (72) ____
31 (71) ____
41 (81) ____
42 (82) ____
43 (83) ____
44 (84) ____
45 (85) ____
46 ____
47 ____
48 ____

Anexo IV

ODONTOGRAMA
Registro de Anormalidades e Patologias

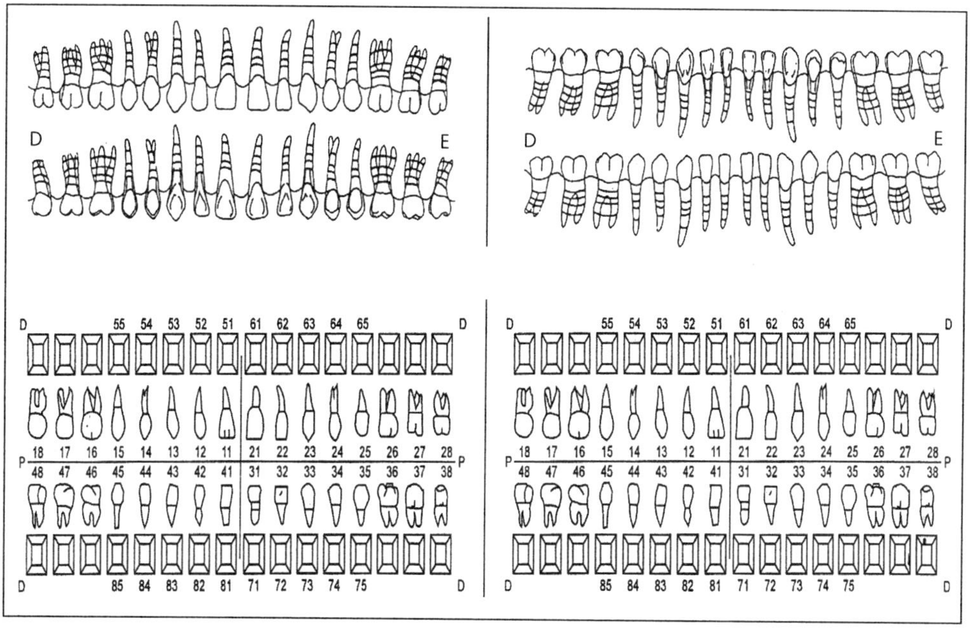

Situação Periodontal – Exames Complementares

Anexo V

PLANOS DE TRATAMENTOS – CONSENTIMENTO ESCLARECIDO

Opção 1: ____
____
____
____

Opção 2: ____
____
____
____

Opção 3: ____
____
____
____

Opção escolhida, tempo de execução e informações adicionais: __________
____
____
____
____

Declaro, que após ter sido devidamente esclarecido sobre os propósitos, riscos, custos e alternativas de tratamento, conforme acima apresentados, aceito e autorizo a execução do tratamento, comprometendo-me a cumprir as orientações do profissional assistente e arcar com os custos estipulados no orçamento apresentado.

Local e data ______________________________________

______________________________	______________________________
Assinatura do paciente ou seu representante legal	Assinatura do cirurgião-dentista assistente

Anexo VI

REGISTRO DAS CONSULTAS

EVOLUÇÃO DO TRATAMENTO

DATA	TRATAMENTO REALIZADO	ASS. DO PACIENTE OU RESP.
/ /		
/ /		
/ /		
/ /		
/ /		
/ /		
/ /		
/ /		
/ /		
/ /		
/ /		
/ /		
/ /		
/ /		
/ /		
/ /		
/ /		
/ /		
/ /		
/ /		
/ /		
/ /		

OBSERVAÇÕES DO ODONTÓLOGO

Anexo VII

ATESTADO PARA ABONO DE FALTAS ESCOLARES

ATESTADO

Atesto, junto ao colégio Nóbrega, para fins de abono de faltas, que Antônio Marques Filho, cujo responsável é o senhor Antônio Marques, RG nº 1.666.999 – SDS/PE, necessita de 2 (dois) dias de afastamento de suas atividades escolares, a partir desta data.

Local e data ____

____

Assinatura

Carimbo
com o nº CRO

ATESTADO GENÉRICO PARA ABONO DE FALTA AO TRABALHO

ATESTADO

Atesto, junto à Marmoraria Brasil, que o Sr. Roberto Leão, portador do RG nº 1.682.311 – SDS/PE, esteve sob meus cuidados profissionais no dia de hoje, no horário das 08:00 às 09:00 horas, e necessita de 2 (dois) dias de afastamento de suas atividades profissionais a partir desta data.

Local e data ____

____

Assinatura

Carimbo
com o nº do CRO

ATESTADO DE SANIDADE PARA FINS DE INGRESSOS EM EMPRESAS

ATESTADO

Atesto, para fins de comprovação, junto a Confecções Brasil Ltda., que o Sr. Manoel Moraes, RG nº 1.655.388 – SSP/PE, esteve nesta data em meu consultório, tendo se submetido a exame odontológico, que permite atestar ser o mesmo portador de condições bucodentais satisfatórias ao desempenho de suas atividades laborativas.

Local e data ______________________________

____
Assinatura

Carimbo
com nº do CRO

OBS.: Somente colocar o CID a pedido do paciente e registrar no próprio atestado a solicitação.

ANEXO VIII

CONTRATO DE PRESTAÇÃO DE SERVIÇOS ODONTOLÓGICOS

Pelo presente instrumento particular de contrato de prestação de serviços odontológicos, os contratantes, de um lado ______________________________, RG ____________, CRO-UF ______________, com consultório à (rua, av., etc.) _____ ____, doravante denominado simplesmente cirurgião-dentista e, do outro lado ________________________ _______, RG ___________________, CPF _____________________, residente a __ ____, doravante denominado simplesmente de paciente ou responsável pelo paciente ________________________, têm entre si justo e contratado, na melhor forma do direito as seguintes condições:

Cláusula Primeira – Do Objetivo

O objetivo do presente contrato constitui-se na prestação de serviços odontológicos, pelo Cirurgião-Dentista ao paciente, no endereço do seu consultório acima grafado ou em outro local indicado pelo profissional desde que previamente notificado o paciente, de acordo com o plano de tratamento aprovado e constante do prontuário odontológico do paciente, que passa a fazer parte deste contrato como anexo seu.

Cláusula Segunda – Do Valor e Do Pagamento dos Honorários

O valor total dos honorários profissionais, relativos aos serviços odontológicos prestados, é de R$ ________ (______________________) e seu pagamento deverá ser realizado nas datas indicadas no orçamento apresentado e aprovado que passa a fazer parte deste contrato como anexo seu.

§ 1º. O valor dos honorários, ora estipulado, poderá sofrer alteração, caso seja necessário modificar o plano de tratamento inicialmente aprovado, em face da constatação de questões técnicas ou outras intercorrências que inviabilizem sua execução, sendo necessário que as partes acordem, formalmente, os novos valores ajustados.

§ 2º. Os pagamentos vencidos e efetuados fora dos prazos previstos estarão sujeitos a atualização monetária e à multa de mora de 2% (dois por cento) e juros de 1% (um por cento) ao mês.

Cláusula Terceira – Das Garantias

O paciente foi devidamente informado sobre propósitos, riscos e alternativas de tratamento, bem como que a Odontologia não é uma ciência exata e que os resultados esperados, a partir do diagnóstico, poderão não se concretizar em face da resposta biológica do paciente e da própria limitação da ciência.

Cláusula Quarta – Das Obrigações do Cirurgião-Dentista

O Cirurgião-Dentista se compromete a utilizar as técnicas e os materiais adequados à execução do plano de tratamento aprovado, assumir a responsabilidade pelos serviços prestados, resguardar a privacidade do paciente e o necessário sigilo, bem como zelar pela sua saúde e dignidade.

Cláusula Quinta – Das Obrigações do Paciente ou seu Responsável

O paciente ou seu responsável se compromete a seguir rigorosamente as orientações do Cirurgião-Dentista, comunicando imediatamente qualquer alteração em decorrência do tratamento realizado, comparecer pontualmente às consultas marcadas, justificando as faltas com antecedência mínima de _____ horas.

Parágrafo único. As faltas não justificadas, conforme preceitua a cláusula quinta, serão cobradas no valor correspondente a uma consulta.

Cláusula Sexta – O presente contrato tem duração pelo período necessário para realização do tratamento, conforme informado no plano de tratamento aprovado, desde que o paciente compareça às consultas previamente agendadas.

Cláusula Sétima – Da Rescisão

Este contrato poderá ser rescindido a qualquer tempo, por qualquer das partes, sendo neste caso cobrados os valores relativos aos trabalhos efetivamente realizados, mesmo que não totalmente concluídos.

§ 1º. Será caracterizado o abandono do tratamento quando o paciente faltar a três consultas consecutivas ou se ausentar sem justificativa do consultório, por mais de quarenta e cinco dias, sendo neste caso considerado o contrato rescindido por iniciativa do paciente.

§ 2º. O paciente desde já se declara ciente de que o abandono do tratamento poderá acarretar prejuízos à sua saúde, inclusive com agravamento do estado inicial, não sendo necessário a rechamada do paciente para que o abandono fique caracterizado.

Cláusula Oitava – Para dirimir quaisquer dúvidas sobre o presente contrato fica eleito o foro da Cidade de ____________________________, com exclusão de qualquer outro por mais privilegiado que seja.

E, por estarem de acordo com as condições acima descritas, assinam o presente contrato, em duas vias de igual teor, na presença de duas testemunhas, para que produza todos os efeitos legais.

Local e data ____

______________________________	______________________________
Assinatura do paciente ou seu responsável	Assinatura do cirurgião-dentista

______________________________	______________________________
Testemunha 1	Testemunha 2

HR Gráfica e Editora
Rua Serra de Paracaina, 716 – Moóca - São Paulo – SP – CEP 03107-020
Fone/Fax: (11) 3341-6444 - Email: vendas@hrgrafica.com.br
www.hrgrafica.com.br